CHIRURGIE IN EINZELDARSTELLUNGEN

BAND 60

BERNHARD JANIK

KREUZBANDVERLETZUNGEN DES KNIEGELENKES

KREUZBANDVERLETZUNGEN DES KNIEGELENKES

VON

DOZENT DR. MED. HABIL BERNHARD JANIK

OBERARZT DER CHIRURGISCHEN KLINIK DES
KRANKENHAUSES BERLIN-FRIEDRICHSHAIN
DIREKTOR PROF. DR. H. KLOSE

MIT 83 ABBILDUNGEN

WALTER DE GRUYTER & CO.

vormals G. J. Göschen'sche Verlagshandlung · J. Guttentag, Verlagsbuchhandlung
Georg Reimer · Karl J. Trübner · Veit & Comp.

BERLIN 1955

Archiv-Nummer 51 52 54/60
Printed in Germany

Berlin W 35, Genthiner Straße 13
Satz und Druck: Frankenstein GmbH., Leipzig III/18/127

GELEITWORT

Eine Zeit, die im Sport unsere Jugend zu großen Aufgaben erzieht, verlangt vom Arzt und Chirurgen tiefgründige, anatomisch-physiologische Kenntnisse vom Wesen des Sport- und Unfallgeschehens und die naturwissenschaftlich-physikalische Aufdeckung des Mechanismus krankhafter Funktionsstörungen.

Nur ein guter Physiologe kann ein guter Sport- und Unfallchirurg sein!

Eine Fülle klinischer Einzelbeobachtungen in engster Zusammenarbeit mit Physiologie und Anatomie haben an die Stelle allgemeiner, abstrakter Begriffe, wie

„Binnenverletzungen des Kniegelenkes",
„Kniegelenks-Distorsion",
„Dérangement interne"

klar diagnostizierbare typische Krankheitsbilder gesetzt.

Ohne Zweifel hat das letzte Jahrzehnt die Lehre von den

Meniskusverletzungen und -schäden

dieses zweitgrößten menschlichen Gelenkes mit fortschrittlichen Ergebnissen bereichert, die den klinischen Unterricht, ebenso wie das ärztliche Handeln, grundlegend beeinflussen.

Diesen diagnostischen und therapeutischen Erfolgen gegenüber stehen die Kreuzbandverletzungen noch allzusehr im Schatten der

„Halbmondförmigen Wissenschaft".

Mein Schüler und Oberarzt,

Dozent Dr. med. habil. BERNHARD JANIK,

hat in seinen Vorlesungen und Kursen vor den Sportärzten, -lehrern und -instrukteuren bei der Darstellung solcher

„unklarer Kniebeschwerden"

diesen Nachteil von jeher empfunden.

Dank der verständnisvollen Unterstützung des Direktors unseres Pathologischen Instituts,

Herrn Professor Dr. med. habil. E. BAHRMANN,

war es Herrn JANIK möglich, zielstrebige und überaus mühsame anatomische und experimentelle Untersuchungen durchzuführen, die die Funktionsklärung, das Zustandekommen der Verletzungen und Erkrankungen, die Art und die fein-anatomischen Veränderungen der Kreuzbänder zum Ziele haben.

Es ist Herrn JANIK mit Erfolg gelungen, seine reichen Ergebnisse für die systematische klinische Untersuchung und Diagnostik auszuwerten, sie in die bisher operativ erprobten Methoden einzubeziehen, unter Berücksichtigung der altbewährten und neuesten allgemeinchirurgischen Grundsätze.

Zahlreiche instruktive Abbildungen fördern die Einblicke in das wechselnde Bild der lebendigen Vorgänge! Es erfüllt mich mit freudiger Genugtuung, daß es meinem Schüler gelungen ist, das „dunkle" Gebiet der Kreuzbandverletzungen in seiner zusammenfassenden und anregenden Darstellung zu „erhellen" und durch eigene produktive Forschungsbeiträge die patho-physiologischen Grundlagen zu festigen.

Ich habe die Überzeugung gewonnen, daß seine Arbeit nicht nur dem Arzte, sondern auch allen denen ein sicherer Führer sein wird, die berufen sind, den Sport- und Unfallgeschädigten des Kniegelenkes, insbesondere unserer Jugend, selbstdenkend zu helfen und dadurch soziale Aufgaben der Zukunft zu erfüllen.

Berlin-Friedrichshain im Herbst 1954.

Heinrich Klose

INHALT

I. Einleitung

Kreuzbandverletzungen werden im Gegensatz zu den Meniskusverletzungen viel seltener diagnostiziert. Wenn man die zahlreichen Veröffentlichungen über die Meniskusschäden überblickt und diese mit den Statistiken der Kreuzbandverletzungen vergleicht, so fällt dieser Vergleich zuungunsten der Kreuzbandverletzungen aus. Eine nicht mehr zu überblickende Flut von Arbeiten hat das Meniskusproblem von allen Seiten beleuchtet, wobei man anderen Kniegelenksverletzungen nur wenig Raum widmete. Tausende Kniegelenke wurden eröffnet unter der Diagnose: Meniskusverletzung, insbesondere als man den Eingriff so klein wie möglich gestaltete. Der kleine parapatellare Schnitt ermöglicht, den verletzten Meniskus gut zu überblicken, ist aber für die gesamte Beurteilung des Gelenkes nicht immer ausreichend, so daß nicht selten vorkommende Kombinationsverletzungen übersehen wurden.

Die zeitweise Überwertung der Meniskusschäden führte dazu, daß bei unklaren Beschwerden häufiger an eine Meniskusverletzung als z. B. an einen Kreuzbandriß gedacht wurde. Zeigte der entfernte, makroskopisch nicht verletzte Meniskus keinerlei Veränderungen, so blieb immer noch der Trost, daß vielleicht mikroskopische Schäden für die Beschwerden verantwortlich waren. In Wirklichkeit war eine Kreuz- oder Seitenbandverletzung die Ursache der Schmerzen.

Der tiefere Grund dieser Fehldiagnosen liegt aber darin, daß wir mit den heutigen Untersuchungsmethoden eine 100%ige sichere Diagnose nicht stellen können. Wir sind trotz aller Fortschritte in der Diagnostik der Binnenverletzungen des Kniegelenkes von der endgültigen Lösung des Problems entfernt. Schon hat die Verbesserung und Verfeinerung der klinischen Untersuchungsmethoden in Verbindung mit der radiologischen Technik dazu geführt, daß die Diagnose: „Binnenverletzungen des Kniegelenkes" immer weniger Anwendung fand, dafür aber die einzelnen Bänderrisse, Bandschäden und Einrisse begrenzt und der geeigneten Therapie zugeführt wurden.

Unter der Bezeichnung: „Binnenverletzungen des Kniegelenkes" — der Begriff wurde von VOLLBRECHT Ende des vorigen Jahrhunderts geprägt — versteht man im engeren Sinne Verletzungen der Menisken, Kreuzbänder und des Knorpelüberzuges. Nicht hierzu gehören der HOFFAsche Fettkörper, sowie die Seitenbänder, obwohl bei differentialdiagnostischen Erwägungen diese Organe aus praktischen Gründen mit einbezogen werden.

Kein Gelenk wird so häufig und schwer durch direkte und indirekte Gewalteinwirkungen betroffen, wie das Kniegelenk. Es sind insbesondere Sport-, Verkehrs- und Berufsunfälle, die das Knie schädigen. Jeder dritte Verkehrs- und Sportunfall betrifft das Kniegelenk. Diese Anfälligkeit ist einerseits auf den komplizierten anatomischen Bau, andererseits auf die starke und variable funktionelle Inanspruchnahme zurückzuführen.

Es soll nicht bestritten werden, daß die Verletzungen der Zwischengelenkknorpel unter den Binnenverletzungen des Kniegelenkes in bezug auf die Häufigkeit an erster Stelle stehen. Dazu hat sowohl die Popularisierung des Sportes unter den breiten Massen, wie auch die Verbesserung der Diagnostik beigetragen.

Demgegenüber muß festgestellt werden, daß die zweithäufigste Binnenverletzung, und zwar die Verletzung der Kreuzbänder im Schatten der „halbmondförmigen Wissenschaft" stand und erst in den letzten 20 bis 30iger Jahren mehr Beachtung fanden und häufiger diagnostiziert wurden. Dieses zahlenmäßige Anwachsen der erkannten Kreuzbandrisse ist nicht zuletzt auf die Zunahme der Verkehrsunfälle zurückzuführen. Sachkenner dieser Verletzungen sind der Auffassung, daß die Chirurgie der Kreuzbänder von seiten vieler Chirurgen nicht genügend beachtet und gepflegt wird. Die Diagnostik und die Frage der Operation stellen an den Chirurgen ein großes Maß von Können, chirurgischer Technik und biologischen Denkens.

Die Zahl der erkannten Kreuzbandverletzungen war bis zum Jahre 1925 sehr klein, sie betrug 10 bis 15% im Vergleich zu den Meniskusverletzungen. Später stieg diese Zahl erheblich an, so daß das Material heute kaum noch zu erfassen ist.

Wir finden die ersten Angaben über Kreuzbandverletzungen im Jahre 1850 von einem englischen Autor: „two cases of Rupture of the crucial ligament of the knie joint" Edinb. med. surg. Auch BILLROTH und PITHA kannten diese Verletzung, denn sie schrieben in ihrem Handbuch der allgemeinen und speziellen Chirurgie aus dem Jahre 1863 folgendes: „Die Ruptur des Ligamentum cruciatum ist eine höchst schlimme Verletzung, die schwer oder gar nicht heilt, jedenfalls den Verletzten jahrelang zum Krüppel macht". TH. KOCHER und DE QUERVAIN haben in der Enzyklopädie der gesamten Chirurgie aus dem Jahre 1902 folgenden Entstehungsmechanismus angegeben: „Zerreißung des Lig. cruc. post. kommt zustande, entweder durch Hyperextension des Gelenkes oder durch forcierte Beugung desselben bei gleichzeitiger Rotation der Tibia nach innen. Während im späteren Verlauf die Zerreißung des Lig. cruc. post. an der mangelnden Hemmung der Streckung verhältnismäßig leicht nachweisbar ist, bildet die Zerreißung der Lig. cruc. ant. klinisch kein deutliches Krankheitsbild".

Welche Bedeutung die Kreuzbänder für die Festigkeit des Kniegelenkes besitzen, erkannte schon HUETER im Jahre 1870, insbesondere wies er darauf hin, daß auch der Spannungszustand der Muskulatur für die Verletzlichkeit der Bänder nicht ganz unwesentlich ist.

Es waren aber erst die klaren anatomischen Darstellungen von LUDWIG und RUDOLF FICK (1904), sowie die Untersuchungen an Leichen von DITTEL, HOENIGSCHMID, PAGENSTECHER und PRINGLE für den Entstehungsmechanismus, Pathologie, Diagnostik und Therapie der Kreuzbandverletzungen von grundlegender Bedeutung. Man erkannte das klassische Zeichen der Kreuzbandverletzung: das Schubladenphänomen, d. h. die pathologische frontale Subluxationsmöglichkeit der Tibia. Erst seitdem dieses Zeichen bekannt war, konnte man von einer Diagnostik dieser Verletzung sprechen. Die Veröffentlichungen häuften sich, so daß im Jahre 1913 H. GOETJES neben einer Zusammenstellung von 27 Fällen aus der Weltliteratur ein von allen Seiten beleuchtetes Verletzungsbild geben konnte. Seine anatomischen, physiologischen und pathologischen Darstellungen haben im Grunde genommen bis heute noch ihre Gültigkeit. Dagegen ist die therapeutische Technik der Kreuzbandverletzungen wesentlich erweitert und verbessert worden. Sein prognostischer Ausspruch: „Allgemein genommen sind die Aussichten eines solchen Knies für seine Funktion schlecht", kann heute nicht mehr gelten.

Es stehen uns heute beim Versagen der konservativen Therapie eine ganze Anzahl Operationsverfahren zur Verfügung, die eine Wiederherstellung der Kreuzbänder anstreben. Diese Operationen — vom mechanisch-biologischen Standpunkt durchdacht und zahlreich ausgeführt — zählen zu den dankbarsten Aufgaben der Wiederherstellungschirurgie. Die schon im Jahre 1917 von L. REHN, GREKOW und HEY-GROVES erprobten genialen Methoden gelten heute noch als die Standardverfahren.

II. Anatomie

Die zwei stärksten und längsten Knochen des menschlichen Körpers verbinden sich im Kniegelenk. Die hier zustande kommenden Hebelwirkungen können ganz erheblich sein, so daß es verständlich ist, daß die Sicherung des Gelenkes durch einen mächtigen Band- und Muskelapparat gewährleistet sein muß. Dies ist um so notwendiger, als die sich berührenden Gelenkenden nicht aufeinander passen. Die beiden Tibiagelenkflächen sind für die stark konvexen Gelenkknorren zu wenig ausgehöhlt und diese Inkongruenz wird seitlich durch die Zwischenschaltung der halbmondförmigen Zwischenknorpelscheiben etwas ausgeglichen.

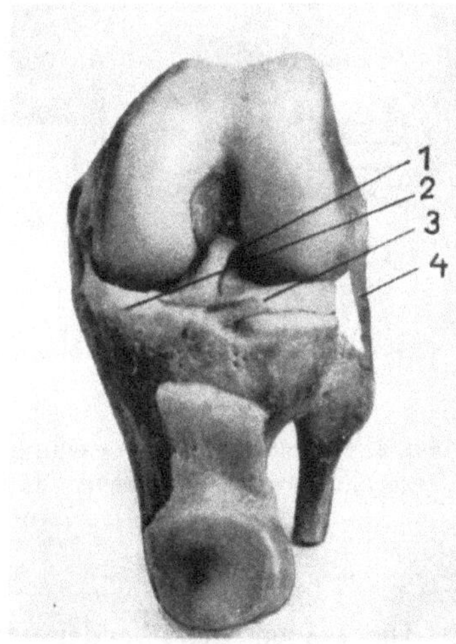

Abb. 1. Präpariertes Knie, Ansicht von vorn. Am gebeugten Knie ist die Fossa intercondylica, die den Kreuzbändern zum Ansatz dient, deutlich sichtbar. Gut erkennbar ist der schräge Verlauf des vorderen Kreuzbandes. (1) Zwischen dem äußeren Seitenband (4) und äußeren Meniskus (3) bestehen keine direkten Verbindungen. 2. innerer Meniskus.

Die beiden rollenförmigen Oberschenkelkondylen bilden nach der Mitte zu die Zwischenknorrengrube, die Fossa intercondylica, die den Kreuzbändern zum Ansatz dient. Die tibiale Gelenkfläche ist demgegenüber flach und wird lediglich durch die beiden Eminentiae intercondylicae unterbrochen. An der Gelenkbildung beteiligt sich außerdem noch die Kniescheibe, die einen Schutz für die Weichteile des Gelenkes, die Kreuzbänder und Menisken bildet (s. Abb. 1).

Die beiden halbmondförmigen, keilförmigen Zwischengelenkbandscheiben (Menisken) liegen zwischen den äußeren und inneren Gelenkenden vom Oberschenkel und Schienbein. Der mediale Meniskus hat einen größeren Krümmungsradius und weist mehr die Form eines großen C auf, weswegen er auch C-Knorpel genannt wird. Demgegenüber ist der laterale Meniskus mehr kreisförmig (s. Abb. 2).

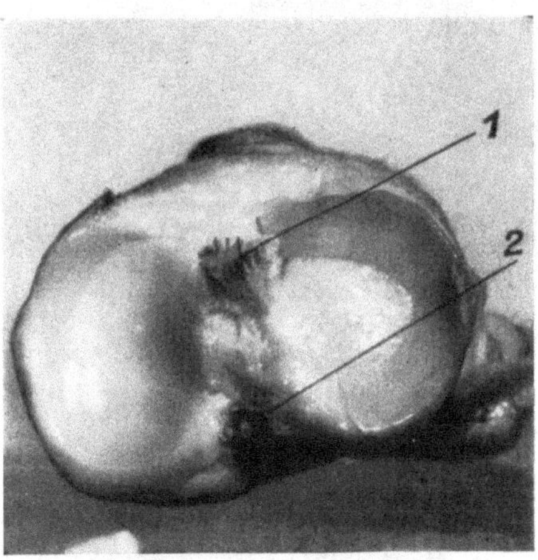

Abb. 2. Tibiagelenkfläche. Beide Kreuzbänder sind an den tibialen Ansätzen abgeschnitten. 1 Ansatz des vorderen Kreuzbandes. 2 Ansatz des hinteren Kreuzbandes.

Wichtig für unsere Betrachtungen sind die Verbindungen des Vorderhornes des medialen Meniskus mit dem vorderen Kreuzband durch gelegentlich starke Bindegewebszüge. Weiterhin finden sich Verbindungen mit dem äußeren Meniskus, medialen Seitenband und Tibiakopf. Auch der äußere Meniskus geht Verbindungen mit den Kreuzbändern ein, und zwar ebenfalls durch

Bindegewebszüge, die vom Vorder- oder Hinterhorn des Meniskus zum vorderen bzw. hinteren Kreuzband hinziehen. Diese Verbindungen muß man kennen, besonders im Hinblick auf die Kombinationsverletzungen (s. Abb. 3).

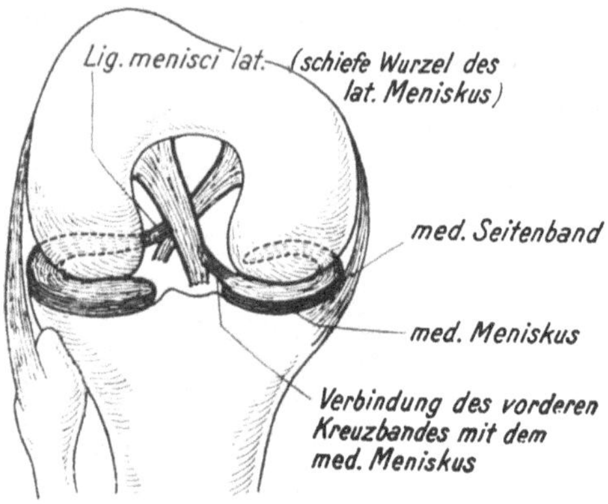

Abb. 3. Schematische Darstellung der beiden Bandsysteme am Kniegelenk. Mediales vordere und laterales hinters Bandsystem.

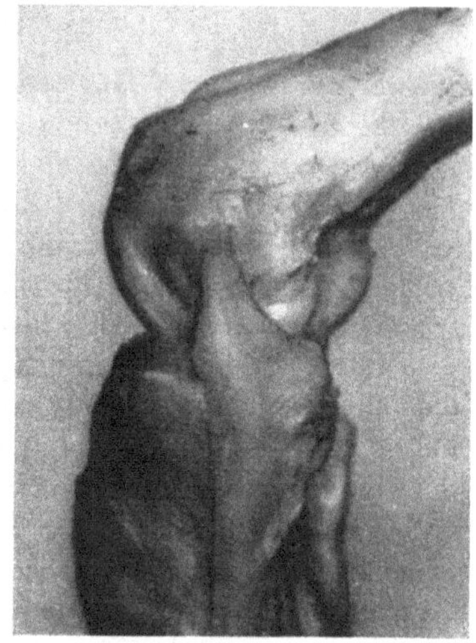

Abb. 4. Form und Verlauf des medialen Seitenbandes. Während das äußere Seitenband als gleichmäßiger Strang vom Epicondylus lat. fem. zum Fibulaköpfchen verläuft, zeigt das mediale Band eine konische nach proximal zu sich verjüngende Form. Aus diesem fächerförmigen Verlauf ergibt sich, daß die vorderen Fasern einer Schublade entgegen wirken können.

Die beiden Gelenkenden werden durch die Gelenkkapsel umschlossen. Diese besteht aus einer Fibrosa, die teilweise durch stärkere Bandmassen durchsetzt ist, sowie einer Synovialis. Die Synovialis überzieht nicht die Epikondylen und ebenso nicht die Fossa intercondylica, so daß diese Gebilde extraartikulär liegen.

Das Kniegelenk ist also hauptsächlich auf den Halt der Bänder angewiesen.

Das mediale Seitenband besteht aus einem derben Bindegewebsstrang. Es setzt sich zusammen aus einem längeren vorderen und kürzeren hinteren Anteil. Der Ursprung des Bandes befindet sich am Epicondylus tibiae und seine Fasern verlaufen fächerförmig zur medialen Schienbeinkante (s. Abb. 4). Hierbei geht der vordere Anteil des Bandes zum medialen Rand der Tuberositas tibiae, während der hintere Teil zum medialen Meniskus hinzieht und innige Beziehungen mit ihm eingeht. Einzelne Bündel stehen mit der Aponeurose des Popliteus und Semimembranosus in Verbindung. Die Sehnen des Pes anserinus

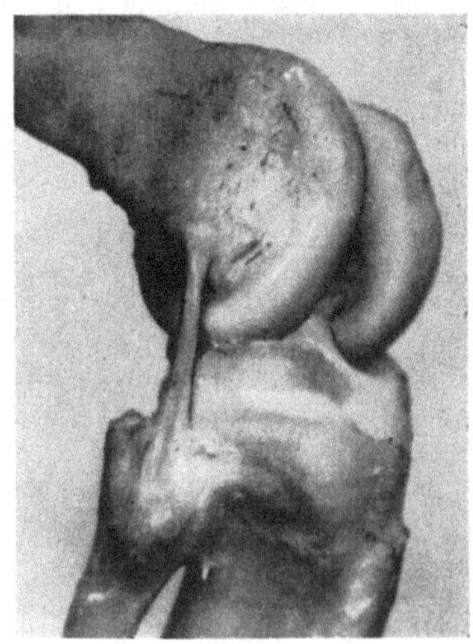

Abb. 5. Form und Verlauf des äußeren Seitenbandes. Im Gegensatz zum medialen Seitenband zeigt das äußere Band eine rundliche, gleichmäßige Form.

bedecken den unteren Ansatz des Seitenbandes. Zwischen diesen und dem Seitenband liegt ein Schleimbeutel.

Die innigen Beziehungen des medialen Seitenbandes mit der Gelenkkapsel, dem Meniskus, sowie sein fächerförmiger Verlauf sind für das Verständnis einzelner Verletzungsformen der Kreuzbänder, Seitenbänder und Menisken äußerst wichtig.

Da auch das vordere Kreuzband mit dem med. Meniskus verbunden ist, lassen sich somit die Kombinationsverletzungen: Med. Meniskus-, med. Seitenband-, vordere Kreuzbandverletzung anatomisch gut erklären. Der fächerförmige Verlauf, insbesondere die vorderen Faserzüge sind dafür verantwortlich, daß selbst bei Verletzungen des vorderen Kreuzbandes diese Zügel die vordere Schublade zu hemmen vermögen.

Das laterale Seitenband läßt sich im Gegensatz zu dem medialen vollkommen von der Gelenkkapsel trennen, da zwischen beiden eine beträchtliche Lage von lockerem, fetthaltigem Bindegewebe vorhanden ist. Das Band entspringt dem Epicondylus fibularis und setzt am Wadenbeinköpfchen an. Es ist ein rundlicher, gut durch die Haut durchfühlbarer Strang (s. Abb. 5).

Die Festigkeit der Gelenkkapsel wird außerdem noch vorn durch die Retinacula patellae und hinten durch das Lig. popliteum obliquum und das Lig. poplit. arcuatum verstärkt.

Wenn wir das Kniegelenk in zwei Winkelgelenke, ein äußeres und ein inneres zerlegen, die von den zugehörigen Kondylen des Femurs und der Tibia gebildet werden, so müssen die Kreuzbänder auch als Seitenbänder, die die eigentlichen Seitenbänder ergänzen, angesehen werden.

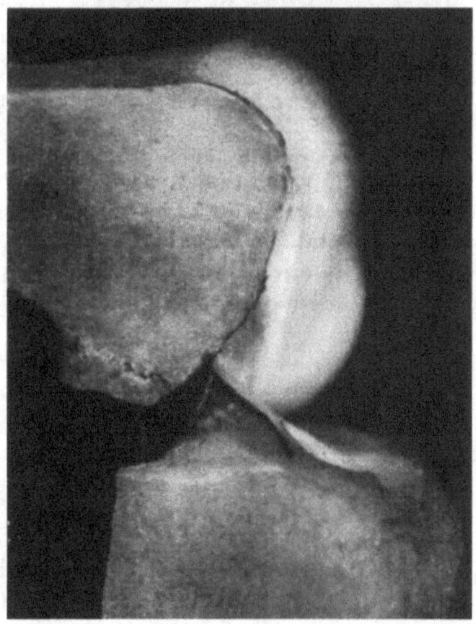

Abb. 6. Verlauf der Kreuzbänder, seitliche Ansicht. Das hintere Kreuzband verläuft steiler als das vordere. (Zur besseren Darstellung sind die Bänder mit schwarzer Tusche markiert.)

Die Kreuzbänder, Ligg. decussata, sind kurze aber kräftige Bänder, die gut geschützt im Gelenk liegen. Ihr schräger Verlauf erklärt sich aus der Entwicklungsgeschichte. Die Femurkondylen wachsen während der Entwicklung nach hinten, wodurch sich die Kreuzbänder immer weiter von der Oberfläche entfernen. Sie sind sowohl in der frontalen als auch sagittalen Ebene gekreuzt und um ihre Längsachse gedreht. Sie werden daher mit Recht als Kreuzbänder bezeichnet. Bei Durchschneidung der übrigen Bänder und der Kapsel lassen sich die Kreuzbänder durch Drehung des Schienbeines nach außen „abwickeln“. Zwischen den beiden Bändern befindet sich immer etwas Fett oder ein kleiner Schleimbeutel. Man unterscheidet ein vorderes laterales und ein hinteres mediales Kreuzband.

Das vordere Kreuzband entspringt von der lateralen Wand der Zwischenrollengrube, d. h. vom medialen Knorpelrand des lateralen Femurcondylus. Von da zieht sich das vordere Kreuzband als lateraler, rundlicher Strang zur Fossa intercondylica anterior tibiae, wo es inseriert.

Nach FICK und GEGENBAUER inseriert das vordere Kreuzband vor dem Tuberculum intercondyl., nach BRAUS zwischen den beiden vorderen Ansatzstellen der Menisken und nach SPALTEHOLZ am Tuberculum intercondyl.

Die vorderen Fasern des Bandes sind länger und verlaufen steiler, während die hinteren kürzer sind und einen schrägeren Verlauf nehmen (s. Abb. 6).

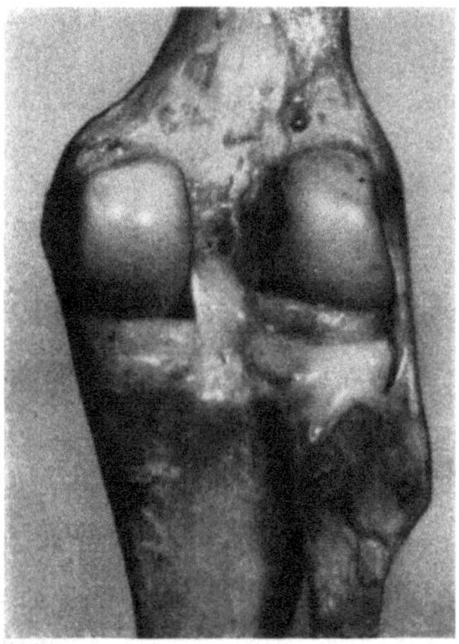

Abb. 7. Präpariertes Knie, Ansicht von hinten. Das hintere Kreuzband verläuft als starker Strang von der medialen Wand der Fossa intercond. fem. zum hinteren Rand der Tibiagelenkfläche.

Das hintere Kreuzband ist stärker und verläuft steiler als das vordere Band. Es entspringt an der medialen Wand der Fossa intercondyl. fem., also von der lateralen Fläche der medialen Rolle. Von hier aus verläuft es horizontal steil und weniger schräg als das vordere, zur hinteren Tibiafläche, und zwar liegt der Bandansatz hinter den Ansatzstellen der Hinterhörner beider Menisken, wobei es noch auf den hinteren Rand der Tibia übergreift (s. Abb. 7).

Das hintere Band steht mit dem hinteren Ende des lateralen Meniskus in Verbindung durch das sogenannte dritte Kreuzband, das Lig. menisci, lat. WEIGNER, die Radix obliqua menisci lateralis WEITBRECHTI. Weniger konstant sind die anderen Verbindungen der Kreuzbänder, insbesondere des vorderen mit den beiden Menisken. Zu der Kniegelenkskapselhinterwand stehen beide Kreuzbänder in engster Beziehung, und da diese nur an den Vorder- und Seitenflächen mit Synovia überzogen sind, werden sie von FICK als besonders feste Stränge der Gelenkkapsel aufgefaßt.

Für die Heilungsaussichten der zerrissenen Kreuzbänder ist es wichtig, zu wissen, daß beide reichlich innerviert und vaskularisiert sind, im Gegensatz zu den Menisken. Untersuchungen über die Gefäßversorgung der Kreuzbänder sind von PFAB angestellt worden. Von den in der Fossa poplitea abgehenden Ästen kommt für die Versorgung der Kreuzbänder lediglich die Art. genu. media in Betracht.

Die Synovialis, die die Kreuzbänder bedeckt, entsendet zahlreiche Gefäße zu diesen. Hierbei ist die Ernährung der femoralen Ansätze eine bessere als die der tibialen, obwohl der tibiale Ansatz des hinteren Kreuzbandes ebenfalls gut mit Blut versorgt ist. Der tibiale Ansatz des vorderen Kreuzbandes enthält nur oberflächliche Gefäße, die vom Vorderhorn des Meniskus und der Plicae alares stammen.

Diese Gefäßverhältnisse zeigen uns, warum Verletzungen der Kreuzbänder in der Nähe der Femuransätze besser heilen. Je näher der Riß am Femuransatz, desto besser die Heilung. Das hintere Kreuzband ist besser mit Blut versorgt als das vordere. Aus diesen Untersuchungen geht auch hervor, daß ein Riß eines Kreuzbandes heilen kann, wenn nicht durch Schrumpfung der Stümpfe diese Heilung unmöglich gemacht wird.

III. Patho-physiologische Analyse des Bandapparates

Wenn man sich in chirurgischen Lehrbüchern und Zeitschriften über die Klinik und Diagnostik der Kreuzbandverletzungen unterrichten will, so findet man immer wieder das Schubladenphänomen erwähnt. Dabei ist die Diagnose eines Kreuzbandrisses nicht ganz so einfach, daß man mit diesem Phänomen jegliche Schädigung der Kreuzbänder erklären könnte. Demgegenüber ist die Diagnostik der Meniskusverletzung viel besser erforscht und geklärt.

Wir haben uns im Rahmen dieser Arbeit unter anderem die Aufgabe gestellt, auf dem Boden der Patho-Physiologie und Mechanik, die Erkennung der Kreuzbandverletzungen zu verfeinern und zu verbessern und wollen damit eine Lücke ausfüllen, die bislang auf diesem Gebiete bestand.

Es wurde im anatomischen Teil schon erwähnt, daß die Beziehungen zwischen Kreuzband, Seitenband und Meniskus sehr enge sind. Aber die Funktion und Mechanik des Kniegelenkes werden noch durch andere Faktoren bestimmt, die wir bei der Untersuchung nicht ganz außer Acht lassen dürfen.

So hat Payr den Begriff der „Kinetischen Kette" geprägt. Er versteht darunter „die Gesamtheit aller, für die willkürlichen Bewegungen von Körperteilen maßgeblichen Energien schaffenden, sie fortleitenden und zur mechanischen Auswirkung an den Erfolgsorganen führenden, aber auch über die erfolgte Lagerveränderung ihr Ausmaß, über Kraftleistung und Betriebsstellung Aufschluß und Gegenbefehl gebenden Organe und Organsysteme und der ihnen zukommenden Leistungen". Die Kinetische Kette besteht aus zwei Anteilen, einem aktiven und einem passiven. Der aktive Anteil beginnt in dem motorischen Rindenfeld und verläuft über die Pyramidenbahn, Vorderhörner und Wurzel, Nervenplatten und Muskeln. Der passive Anteil, der sich aus Sehnen, Knochen und Gelenk zusammensetzt, sendet Empfindungsbahnen über die sensiblen Bahnen, hintere Wurzeln, Hinterstränge, sowie über das gesamte vegetative System zum Gehirn zurück.

Wenn wir uns der eigentlichen Funktion des Kniegelenkes und der dazu gehörigen Bänder zuwenden, so findet man, daß die Wirkung einzelner Bänder mehr oder weniger bekannt ist. Schwieriger und verwirrender kann sich das Zusammenspiel und die Kombination der Bewegungsmöglichkeiten aller Bänder gestalten, insbesondere, wenn nicht nur eins, sondern mehrere Bänder gleichzeitig verletzt sind. Für den festen und gleichmäßigen Zusammenhalt beider Gelenkenden, für den sogenannten Gelenkschluß, sind nach Payr nicht nur die Bänder, sondern auch der Muskelzug, die Gelenkkapsel, die deckenden Weichteile, der statische Druck, der Luftdruck und die Adhäsion verantwortlich.

Die Bedeutung des Spannungszustandes der Muskulatur für den Gelenkschluß soll an anderer Stelle noch berücksichtigt werden. Ansonsten kann man aus praktischen Erwägungen alle anderen Momente (Gelenkkapsel, Weichteile, Adhäsion), außer den Bändern, außer Acht lassen. Wir wollen uns der Aufgabe und Funktion einzelner Bänder, sowie der kombinierten Wirkung der Kreuz- und Seitenbänder zuwenden.

Um ein möglichst vollständiges Bild zu gewinnen, muß noch eine Analyse der Kniegelenksbewegungen vorausgeschickt werden. Die normale Kniegelenksbewegung setzt sich nach Budde aus zwei Bewegungsarten zusammen.

1. Der Beuge- und Streckbewegung,
2. der Kreiselbewegung.

Die erste, d. h. die Beuge- und Streckbewegung, besteht wiederum aus zwei Bewegungsarten, der Abwickel- und der Gleitbewegung. Wenn das gestreckte Knie allmählich zur Beugung übergeht, so wird es zunächst abgewickelt. Diese Abwickelbewegung läßt sich am besten mit dem Beispiel eines rollenden Rades vergleichen. Es kommen hierbei immer verschiedene Punkte der Schienbeingelenkfläche mit ebensolchen der Oberschenkelrollen in Berührung (siehe Abb. 8).

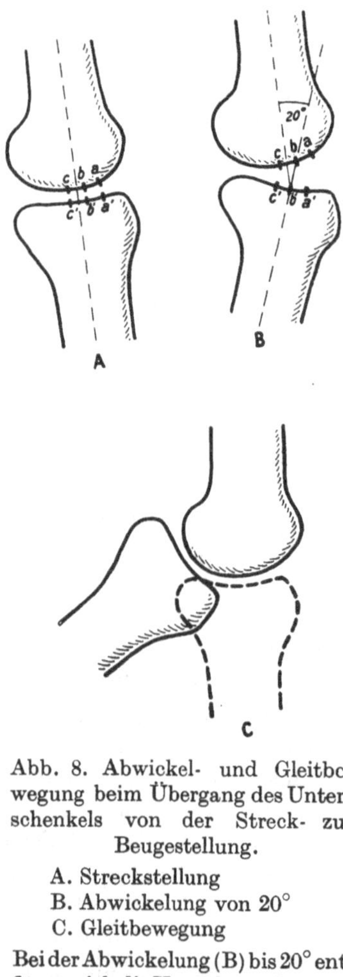

Abb. 8. Abwickel- und Gleitbewegung beim Übergang des Unterschenkels von der Streck- zur Beugestellung.

A. Streckstellung
B. Abwickelung von 20°
C. Gleitbewegung

Bei der Abwickelung (B) bis 20° entfernen sich die Kontaktpunkte a-a', b-b', c-c' immer mehr voneinander. Von 20° an beginnt die Gleitbewegung.

Die Abwickelbewegung beträgt am normalen Knie etwa 20°. Von da an erfolgt die Gleitbewegung, und zwar durch die Bänderverspannung, durch die der Unterschenkel in Führung genommen wird. Bei der Gleitbewegung erfolgt keine Abrollung auf dem Boden. Man kann die Gleitbewegung mit der eines Rades, das durch die Bremswirkung plötzlich gestoppt wird, vergleichen.

Die Kreiselung hängt zum Teil mit dem verschiedenen Bau der Gelenkenden des Femurs und der Tibia zusammen, zum Teil gelingt sie dadurch, daß bei zunehmender Beugung die Seitenbänder, die in Streckstellung jede Drehung des Unterschenkels in seiner Längsachse verhindern, sich entspannen und die Kreiselung zulassen. Da die Kondylen nicht in gleicher Ebene stehen, sondern schräg zueinander geneigt sind, dreht sich der Unterschenkel bei zunehmender Beugung nach innen, bei Streckung nach außen. Hinzu kommt noch die Wirkung der Bänder. Während die Rotation nach außen durch die Seitenbandverspannung, wird die Rotation nach innen durch die Spannung der Kreuzbänder gehemmt. Interessant hierbei waren die Untersuchungen von M. Budde, der diese Verhältnisse bei Verletzung der Kreuzbänder an Röntgenbildern überprüfte. Hierbei hat sich herausgestellt, daß bei Zerreißung des vorderen Kreuzbandes der Ausfall der Bandführung in der überwiegenden Abwickelbewegung bemerkbar machte und der Unterschenkel in einer Beugestellung zwischen 40 und 60° deutlich nach vorn schnellte. Ist das hintere Kreuzband verletzt, so wird bei einem bestimmten Beugungsgrad der Unterschenkel nach hinten vorspringen und die Gleitbewegung wird sich auf Kosten der Abwicklungsbewegung im umgekehrten Sinne verringern.

Die C-Knorpel sichern den Ablauf der Bewegungen durch die Vertiefung der Pfanne. Sie speichern ähnlich einer Preßfeder die Energie und halten die Gelenkbänder in einer gleichmäßigen Spannung. Schon der Ausfall eines C-Knorpels bewirkt eine Minderung des Gleitvorganges und schädigt die Bandverspannung.

Wenn wir nun die funktionelle Aufgabe der Bänder beurteilen, so soll zunächst der Bandapparat untersucht werden, der für die Stabilität des gestreckten Kniegelenkes verantwortlich ist. Besitzt die allgemeine Auffassung noch Gültigkeit, wonach in Streckstellung die Seitenbänder das Gelenk gegen jede Ab- und Adduktion, sowie Flächenverschiebung und Rotation sichern oder kommen hierfür auch die Kreuzbänder in Betracht? Eine genaue Beantwortung dieser Frage gibt uns weder die Klinik noch sind die Angaben der Literatur eindeutig. Auch die namhaftesten Sachkenner dieser Verletzungen erleben bei Operationen Überraschungen, die den vorher festgelegten Operationsplan umwerfen.

So hat uns dieser Umstand veranlaßt, als erstes die Spannungsverhältnisse der Bänder in Streckstellung des Knies an Leichen nachzuprüfen. Es war uns von vornherein klar, daß die Bedingungen an der Leiche andere sind, als am Lebenden, insofern, als der aktive Spannungszustand der Muskulatur an der Leiche wegfällt. Dieser Umstand ist aber für das gestreckte Kniegelenk nicht von der Bedeutung wie für das gebeugte.

Wir kamen hierbei zu folgenden Ergebnissen:

1. Bei durchschnittenen Kreuzbändern waren die Seitenbänder allein imstande, sämtliche Ab- und Adduktionsbewegungen zu verhindern.

2. Waren beide Seitenbänder durchtrennt, so konnten die Kreuzbänder ebenfalls stärkere Ab- und Adduktionsbewegungen in Streckstellung verhindern, wobei das vordere Kreuzband die Abduktion, das hintere die Adduktion hemmte.

Diese Feststellung besagt für die Praxis: Eine starke Abduktion über 4 mm, in Streckstellung des Kniegelenkes, wird eine Verletzung des medialen Seitenbandes und vorderen Kreuzbandes anzeigen, während eine starke Adduktion für die Verletzung des lateralen Seitenbandes und hinteren Kreuzbandes spricht.

Die Verhältnisse werden komplizierter, wenn das gestreckte Knie in Beugung übergeht. Hier müssen zunächst die Spannungsverhältnisse der einzelnen Bänder untersucht werden, um bei entsprechenden Verletzungen aus diesen den Ausfall der Hemmung und die abnorme Beweglichkeit festzustellen.

Zunächst wurden in dieser Hinsicht die Seitenbänder und anschließend die Kreuzbänder an Leichenknien überprüft. Das laterale Seitenband und der Hauptteil des medialen Bandes entspannen sich beim Übergang aus der Streckstellung in Beugestellung. Die kürzeren, mit der Gelenkkapsel fest verwachsenen Züge des medialen Bandes, entspannen sich nur in Mittelstellung, d. h. in halber Beugung, während sie in Streck- und stärkerer Beugestellung straff blieben. Somit wird in einer Beugestellung von etwa 90° das mediale Seitenband wieder eine gewissen Festigkeit besitzen, während das laterale Band vollständig entspannt ist. Dieser Umstand bedingt in Beugestellung von etwa 90° schon normalerweise eine größere Beweglichkeit des lateralen Schienbeincondylus im Vergleich zum medialen.

Wie verhalten sich demgegenüber die Kreuzbänder? Wenn auch nach Durchschneidung beider Kreuzbänder die Festigkeit des Knies in Streckstellung bei erhaltenen Seitenbändern nicht leidet, so verliert doch das Knie in Beugestellung bei durchschnittenen Kreuzbändern seinen Halt, besonders an der lateralen Seite. Untersuchungen über den Spannungszustand der Kreuzbänder in Streck- und Beugestellung wurden von Fick durchgeführt. Er unterscheidet am vorderen Kreuzband zwei Anteile, die sich bei Streckung und Beugung verschieden verhalten:

1. Den vorderen oberen medialen Teil;
2. den hinteren unteren lateralen Teil.

Der erste Teil wird bei Streckung des Knies straff, bei Beugung schlaff. Umgekehrt verhält sich der zweite Teil. Analog teilt Fick das hintere Band in einen

1. vorderen lateralen Teil, der sich bei Beugung spannt und bei Streckung erschlafft;
2. hinteren medialen Teil, der bei Beugung erschlafft und bei Streckung straff ist.

Tabellarisch stellen sich die Verhältnisse wie folgt dar:

Vorderes Kreuzband	bei Streckung	Mittelstellung	Beugung
Vorderes, oberes mediales Bündel	straff	straff	schlaff
Hinteres, unteres laterales Bündel	schlaff	schlaff	straff
Hinteres Kreuzband Vorderes laterales Bündel	schlaff	straff	straff
Hinteres mediales Bündel	straff	schlaff	sehr schlaff

Wenn wir also alle anderen Faktoren (Seitenbänder, Menisken, Kapsel u. a. m.) außer Acht lassen, so geht aus dieser Aufstellung hervor, daß eine Überstreckung durch das vordere, obere mediale Bündel des vorderen Kreuzbandes und das hintere, mediale Bündel des hinteren Kreuzbandes verhindert wird. Einer übermäßigen Beugung stemmen sich entgegen: das hintere untere laterale Bündel des vorderen, und das vordere laterale Bündel des hinteren Kreuzbandes.

Beide Kreuzbänder also verhindern durch das gegenseitige Anstemmen und das wechselvolle Spiel eine übermäßige Beugung und Streckung. Diese Feststellungen, die für das präparierte Knie unzweifelhaft richtig sind, haben am intakten Knie keine unbedingte Gültigkeit, da für die Hemmung der Überstreckung außer den genannten Teilen des vorderen und hinteren Kreuzbandes noch die hintere Kapselwand, die hinteren Fasern des medialen Seitenbandes, das laterale Seitenband, die Menisken und die Femurkondylen verantwortlich sind. Man kann also aus dem Vorhandensein einer Überstreckung nicht auf die Verletzung eines Bandes schließen.

IV. Experimentelle Untersuchungen zur Mechanik des gebeugten Kniegelenkes bei intaktem und geschädigtem Bandapparat

Bei gestrecktem Knie lassen sich sowohl die Seiten- als auch Kreuzbänder durch Ab- und Adduktionsbewegungen überprüfen. Demgegenüber besitzen wir in Beugestellung differenzierte Mittel, um uns ein Bild über den Zustand der Kreuzbänder zu verschaffen. Wir prüfen außer der Ab- und Adduktion noch die Außen- und Innenrotation, wie auch die sagittale Parallelverschiebung, d. h., die Subluxation des Unterschenkels gegenüber dem Oberschenkel nach vorn oder hinten: Vorderes oder hinteres Schubladenzeichen.

Wir haben uns hierbei folgende grundsätzliche Fragestellung vorgelegt:

Welcher Art Bandschaden liegt vor bei abnorm starker pathologischer

a) Ab- und Adduktion,

b) Innen- und Außenrotation,

c) Kombination: **Abduktion** **Adduktion**

↓ ⤨ ↓

Innenrotation **Außenrotation**

d) vorderer und hinterer Schubladenbewegung.

Können wir aus diesen pathologischen Bewegungsarten ein exaktes Bild über den vorhandenen Bandschaden machen?

Zu a) Wenn man das Kniegelenk in 160° beugt, so erreichen wir eine Entspannung beider Seitenbänder. Das laterale Band wird sich hierbei stärker lockern, als das mediale.

Bei stärkerer Beugung oder Streckung spannen sich die Bänder wieder fester an, insbesondere das mediale Band. In dem Beugewinkel von 160° sichern also die Kreuzbänder allein das Gelenk, wobei wir nun durch die pathologische Ab- und Adduktion die Möglichkeit haben, das vordere oder hintere Band zu überprüfen.

Da die Kreuzbänder nicht senkrecht verlaufen, sondern sich in der frontalen Ebene kreuzen, so wird die Ab- und Adduktion nach den Gesetzen der Mechanik verlaufen, und zwar

1. beim Riß des vorderen Kreuzbandes wird eine abnorme Abduktion vorhanden sein (s. Abb. 9).
   Diese Abduktion wird durch das sich anspannende, innere Seitenband begrenzt sein.
2. Entgegengesetzt sind die Verhältnisse beim Riß des hinteren Kreuzbandes: hier wird die Adduktion stärker sein, als die Abduktion beim Riß des vorderen Kreuzbandes, da das lockere, äußere Seitenband der Adduktion einen größeren Spielraum gewährt, ehe es sich anspannt (s. Abb. 10).

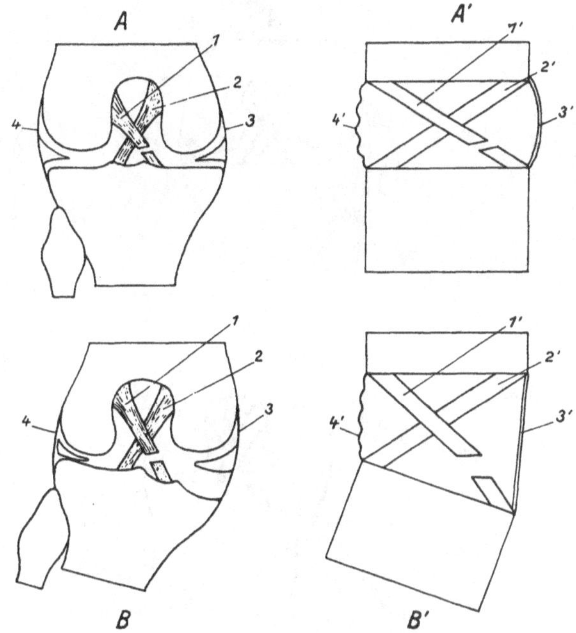

Abb. 9. Mechanik der abnormen Abduktion beim vorderen Kreuzbandriß.
Bei intaktem medialem Seitenband wird das Ausmaß der Abspreizbewegung durch das sich anspannende innere Seitenband (3, 3') begrenzt sein.
1, 1' — durchtrenntes vorderes Kreuzband,
2, 2' — intaktes hinteres Kreuzband,
3, 3' — mediales Seitenband,
4, 4' — äußeres Seitenband,
A und B Verhältnisse am normalen Knie,
A' und B' Schematische und mechanische Darstellung. (Übertriebene Darstellung.)

Durch diese Versuche, die wir an Leichen mit einer konstanten Gesetzmäßigkeit bestätigt fanden, sind wir dazu angeregt worden, bei sämtlichen klinischen Untersuchungen des Kniegelenkes dieses Zeichen zu verwerten.

Zu b) Zur Klärung der Frage: Welche Aufgaben erfüllen die Bänder des Knies, insbesondere die Kreuzbänder bei der Hemmung der Rotation, und welche praktischen Schlüsse können daraus für die Klinik gezogen werden, wurden folgende Versuche an Leichenknien gemacht. Die Untersuchungen erfolgten wiederum in halbgebeugter Stellung des Kniegelenkes, d. h. in einem Winkel von 160°. In dieser Lage sind beide Seitenbänder maximal entspannt, und wenn man nun nach Durchschneiden eines Kreuzbandes eine vermehrte und meßbare Innen- oder Außenrotation erreicht, so wäre die Differenzierung gegenüber anderen Bandschäden von praktischem Wert

Die Angaben über die Rotationsverhältnisse sind in der Literatur weder einheitlich, noch kann man aus den Darstellungen ein klares Bild gewinnen.

Nach Auffassung P. Caan beruht die Hauptfunktion der Kreuzbänder in der Hemmung der Rotation. Diese verhindern, nach Angaben dieses Sachkenners, die gesteigerte Drehung der Tibia zum Femur nach innen und nach außen, sowohl bei gebeugtem, als auch bei gestrecktem Unterschenkel. Nach A. Jirasek wirkt das laterale Seitenband einer Rotation nach außen entgegen,

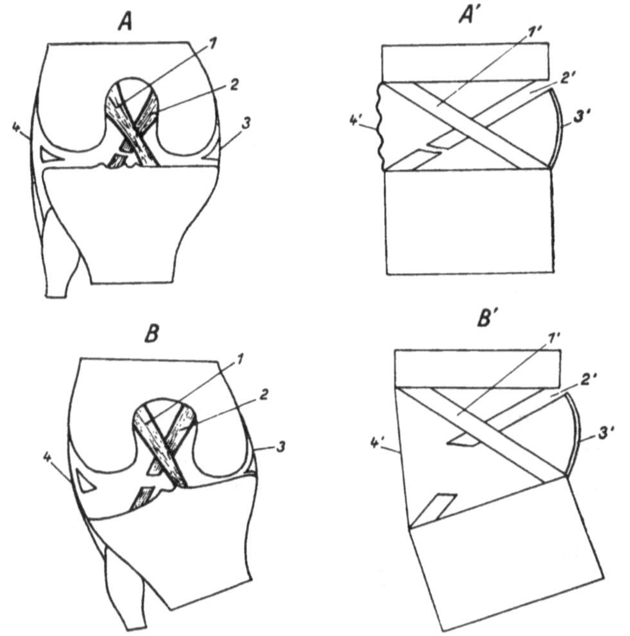

Abb. 10. Mechanik der abnormen Adduktion beim hinteren Kreuzbandriß. Bei intakten Seitenbändern ist die Adduktionsbewegung beim hinteren Kreuzbandriß größer als die Abduktionsbewegung beim vorderen Kreuzbandriß, da das lockere, äußere Seitenband der Adduktion einen größeren Spielraum gewährt.

1, 1′ — vorderes Kreuzband, 3, 3′ — mediales Seitenband,
2, 2′ — hinteres Kreuzband durchtrennt, 4, 4′ — äußeres Seitenband,

A und B Verhältnisse am normalen Knie, A′ und B′ Schematische mechanische Darstellung.

wobei die Kreuzbänder sich aufrollen und dabei nicht hemmen. Dagegen werden sich beide Kreuzbänder bei der Rotation nach innen einrollen und hierbei die Innenrotation hemmen. Fick untersuchte die Rotation bei gebeugtem und gestrecktem Unterschenkel, wobei abwechselnd die Seiten- und Kreuzbänder durchschnitten wurden:

I. Seitenbänder erhalten — Kreuzbänder durchschnitten

	Rotation nach außen	Rotation nach innen
bei Extension	fast nicht möglich	etwas möglich
bei Flexion	möglich	bedeutend vergrößert

II. Seitenbänder durchschnitten — Kreuzbänder erhalten

	Rotation nach außen	Rotation nach innen
bei Extension	möglich	nicht vergrößert
bei Flexion	sehr frei	nicht vergrößert

Nach WITTEK hemmen die Kreuzbänder die übermäßige Innenrotation, während das mediale Seitenband die Außenrotation verhindert. Auch GEBHARDT, GERTSEN und MURPHY halten das vordere Kreuzband bei der Hemmung der Innenrotation für verantwortlich. Der gleichen Auffassung sind auch FICK, Gebr. WEBER, WITTEK und DEMEL, während LENGGENHAGER die Innenrotationshemmung dem hinteren Kreuzband zuspricht. Einen etwas isolierten Standpunkt vertritt H. MILOH, der behauptet, daß das vordere Kreuzband keinen notwendigen Bestandteil für das Kniegelenk darstellt, und sein Verlust unbedingt mit einer normalen Funktion des Kniegelenkes vereinbar ist. Ein Kreuzband reißt immer im Zusammenhang mit einem Seitenband und die Beschwerden beziehen sich deshalb hauptsächlich auf die Schädigung des letzteren.

Diese verschiedenen Ansichten lassen also eine einheitliche Beurteilung der Rotationshemmung nicht zu und wir hielten daher eine Nachprüfung der Rotationsverhältnisse bei halb gebeugtem Kniegelenk von 160° für angebracht.

Wir kamen zu folgenden Ergebnissen;

Innenrotation

1. Bei unversehrtem Seiten- und Kreuzbandapparat erfolgte der erste Widerstand bei der Innenrotation durch das vordere Kreuzband, das in Spannung versetzt wurde, ohne daß hierbei die Seitenbänder voll angespannt waren. Das mediale Seitenband war etwas mehr gespannt als das laterale. Die Anspannung des hinteren Kreuzbandes vergrößerte sich nicht merklich (s. Abb. 11).

2. Wurde nun das vordere Kreuzband durchschnitten und die Innenrotation weiter forciert, so trat folgender Zustand ein: Die Rotationsbewegung vermehrte sich ruckartig um 6° bis zur vollen gleichzeitigen Anspannung des medialen Seitenbandes und hinteren Kreuzbandes.

3. Erst in der letzten Phase der Rotation spannte sich das laterale Seitenband an.

4. Die sogenannte Einrollung der Kreuzbänder ist zwar an der Leiche nach Durchschneidung beider Seitenbänder und der Kapsel nachweisbar, spielt jedoch für die Praxis keine Rolle, da das dafür notwendige Ausmaß der Rotation an Lebenden nie vorkommen kann.

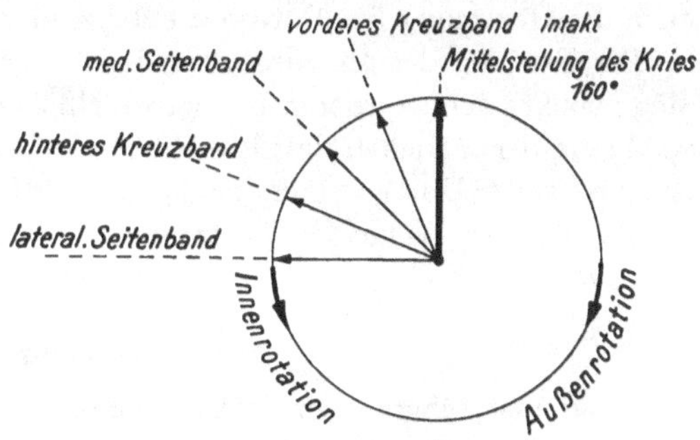

A

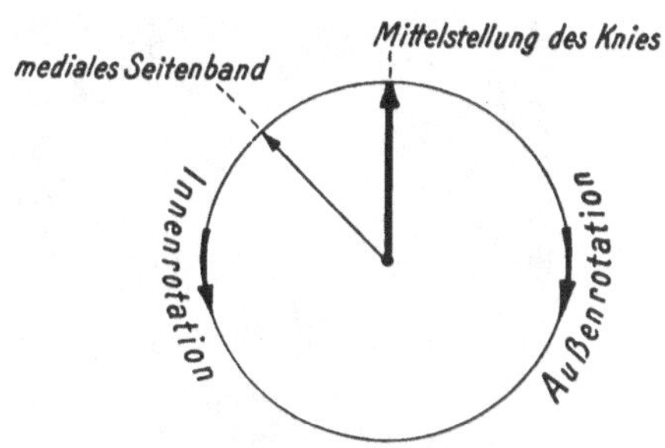

B

Abb. 11. Schematische Darstellung der stufenweisen Anspannung einzelner Bänder des Kniegelenkes bei Innenrotation des Unterschenkels.

a) Das erste Hemmnis für die Innenrotation des Unterschenkels stellt das vordere Kreuzband dar. Bei weiterer gewaltsamer Innendrehung spannen sich nacheinander das innere Seitenband, hintere Kreuzband und äußere Seitenband an.

b) Bei durchtrenntem vorderen Kreuzband ist die Innenrotation verstärkt. Die Hemmung der Innenrotation erfolgt erst durch das mediale Seitenband.

Die Hemmung der Innenrotation erfolgt also am halbgebeugten Knie in folgender Regel durch:

1. das vordere Kreuzband,
2. das mediale Seitenband und hintere Kreuzband,
3. das laterale Seitenband.

Diese Ergebnisse stimmen mit denen der meisten Autoren überein, die das vordere Kreuzband für die Hemmung der Innenrotation verantwortlich machen. Nur über die Reihenfolge der weiteren Hemmung herrschen unterschiedliche Auffassungen, die dadurch bedingt sind, daß die Untersuchungen in verschiedenen Beugestellungen des Knies erfolgten. Die Verspannung der Seitenbänder ist dadurch jeweils eine andere, wodurch auch die Hemmung der Rotation entsprechend ausfällt.

Die Prüfung der Innenrotation bei halbgebeugtem Knie von 160° gibt uns also die Möglichkeit, einen vorderen Kreuzbandriß zu erkennen. Ein absolut zuverlässiges Zeichen wird es in der täglichen Praxis nicht sein, da die Vermehrung der Innenrotation zu gering ist, um bei der Untersuchung genügend deutlich in Erscheinung zu treten. Es wird lediglich bei der vergleichenden Prüfung mit dem gesunden Bein zur Sicherung der Diagnose beitragen.

Außenrotation

Auch hier führten wir Untersuchungen bei halbgebeugtem Knie durch, damit die Wirkung der Kreuzbänder bei entspannten Seitenbändern besser zur Darstellung kommt. Hierbei konnten wir feststellen, daß für die Hemmung der Außenrotation die Kreuz-

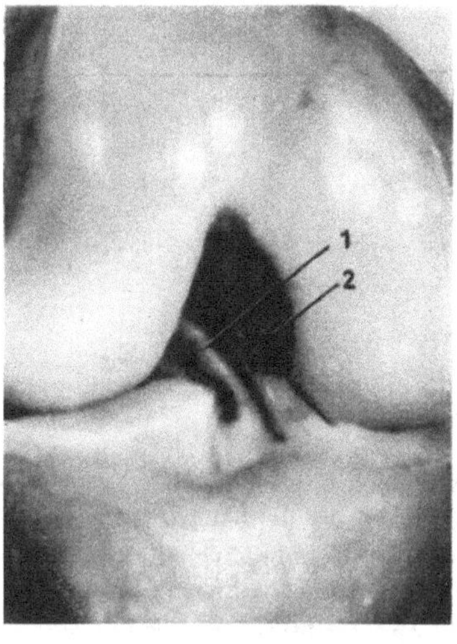

Abb. 12a. Normale Spannungsverhältnisse an den Kreuzbändern, 1. vorderes Kreuzband, 2. hinteres Kreuzband,

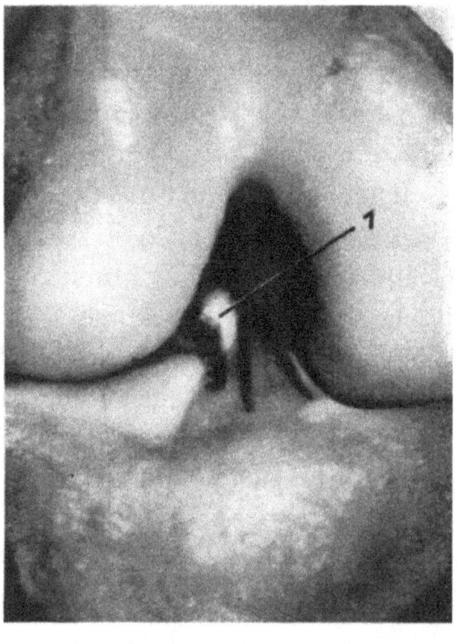

Abb. 12b. Bei Außenrotation des Unterschenkels entspannen sich die Kreuzbänder durch die „Aufrollung“. Deutlich sichtbar ist die Entspannung des vorderen Kreuzbandes (1.).

bänder keine Rolle spielen. Diese befinden sich ja schon physiologisch in einer Kreuzstellung, d. h. Einrollung und durch die Außenrotation werden sie „aufgerollt“, d. h. sie entspannen sich (s. Abb. 12a und 12b).

Für die Hemmung der Außenrotation sind die Seitenbänder verantwortlich, d. h. sowohl das mediale als auch das laterale Band. Die gleiche Auffassung wird auch von den meisten Sachkennern vertreten, von denen einige (LENGGENHAGER, BRAUS, MOLLIER, HOENIGSCHMIDT, KOEBERLE) das mediale Seitenband, die anderen (Gebr. WEBER, FICK, JIRASEK, WEIGNER), das laterale Seitenband hierfür verantwortlich machen.

Die Kreuzbänder leisten also bei der Außenrotation keinen Widerstand und die Verletzung eines oder beider Bänder wird sich bei der Außenrotation in halbgebeugter Stellung des Kniegelenkes in keiner Weise bemerkbar machen.

Zu c) Abduktion + Innen- und Außenrotation. Aus den bisherigen Ausführungen geht hervor, daß bei halbgebeugtem Knie von 160° sowohl die vermehrte Abduktion als auch gesteigerte Innenrotation für eine Verletzung des vorderen Kreuzbandes charakteristisch sind.

Es war nun interessant, nachzuprüfen, welche Schlüsse man aus der gleichzeitig gesteigerten Abduktion und Innenrotation bei halb gebeugtem Knie ziehen kann. Was besagt uns die Vergrößerung dieser beiden Bewegungsarten. Wir haben bereits nachgewiesen, daß die gesteigerte Abduktion in halber Beugung als Zeichen der Durchtrennung des vorderen Kreuzbandes dient. Daß Maß und die Größe dieser Abspreizbewegung wird durch die Spannung des inneren Seitenbandes bestimmt, d. h., daß das Ausmaß der Abduktion bei durchtrenntem vorderen Kreuzband durch das sich anspannende innere Seitenband bestimmt wird.

Nun haben wir versucht, bei stärkster Abspreizung des Unterschenkels (und durchtrenntem vorderen Kreuzband) den Unterschenkel nach innen zu rotieren. Die Innenrotationsfähigkeit war vollkommen aufgehoben, da das maximal angespannte mediale Seitenband eine solche nicht zuließ. Nachdem aber außer der Kreuzbanddurchtrennung auch das mediale Seitenband durchschnitten wurde, war die Innenrotation bei gleichzeitiger Abduktion deutlich vermehrt. Bei der Prüfung der Außenrotationsfähigkeit kam es ebenfalls zu einer deutlichen Steigerung derselben, und zwar war das Maß der Außenrotation größer als das der Innenrotation.

Wir können daraus schließen: Bei halb gebeugtem Knie von 160° wird eine vermehrte Abduktion mit einer gleichzeitig gesteigerten Innen- und Außenrotation auf eine kombinierte Bandverletzung: Vorderer Kreuzbandriß und Riß des medialen Seitenbandes, schließen lassen.

Adduktion + Innen- und Außenrotation

Bei halb gebeugtem Knie ist die Adduktion nach Durchtrennung des hinteren Kreuzbandes deutlich vermehrt. Auch hier wird das Maß der Adduktion durch das sich anspannende äußere Seitenband bestimmt. Eine zusätzliche Außenrotationsbewegung gelingt nicht. Diese ist erst dann möglich, wenn das äußere Seitenband durchtrennt wird. Der Unterschenkel läßt sich dann spürbar nach außen rotieren. Während aber beim vorderen Kreuzband- und medialen Seitenbandriß außer der Abduktion die Innen- und Außenrotation vermehrt waren, sind die Verhältnisse hier verschieden.

Die Innenrotation ist nicht gesteigert, da das erhaltene vordere Kreuzband eine solche nicht zuläßt.

Wir stellen also fest: Eine gesteigerte Adduktion mit einer gleichzeitig vermehrten Außenrotation bei halb gebeugtem Knie von 160°, wird auf einen kombinierten Bandschaden: Durchtrennung des hinteren Kreuzbandes und äußeren Seitenbandes, deuten.

Zu d) Vordere und hintere Schubladenbewegung. Als klassisches Zeichen jedes Kreuzbandschadens gilt das Schubladenphänomen, das ist die Verschieblichkeit des Schienbeinkopfes nach vorn oder hinten bei in 90° gebeugtem Kniegelenk. Wenn man sich den anatomischen Verlauf der Kreuzbänder vergegenwärtigt, so geht daraus hervor, daß eine Subluxation der Tibia nach vorn oder hinten in erster Linie durch diese verhindert wird. Besonders die Seitenansicht macht dies verständlich (s. Abb. 13).

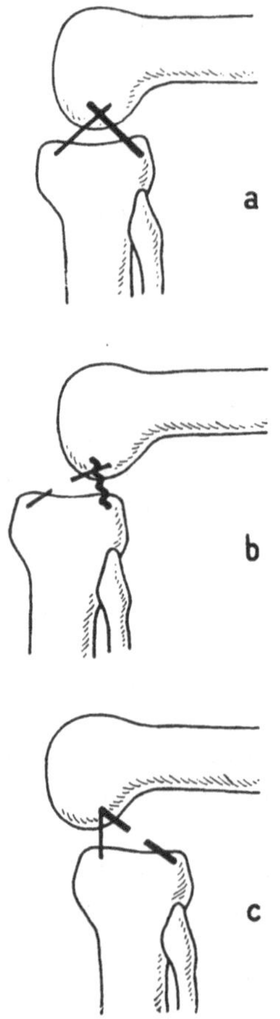

Abb. 13. Subluxation des Unterschenkels nach vorn und nach hinten (vordere und hintere Schublade) beim Riß des vorderen und hinteren Kreuzbandes.
a) Normalstellung der Kreuzbänder bei gebeugtem Knie und intakten Kreuzbändern,
b) Subluxation nach vorn (vordere Schublade),
c) Subluxation nach hinten (hintere Schublade).

Da diese Verschieblichkeit durch den Untersucher erzeugt wird, nennt man sie auch „passive Schublade" im Gegensatz zu der „aktiven Schublade", die manchmal vom Verletzten selbst und aktiv demonstriert werden kann. „Das Schubladenphänomen" wurde von Payr aus der englischen Literatur übernommen und durch Wittek im Jahre 1927 in Deutschland bekannt. Die Prüfung dieses Phänomens erfolgt am in 90° gebeugtem Knie.

Payr und Bircher konnten das vordere Schubladenzeichen auch bei den sogenannten „Gelenkschwächlingen" auslösen. Man hat verschiedene Zweifel an der Verläßlichkeit des Schubladenzeichens geäußert, die sich u. a. auch darin bemerkbar machten, daß es Fälle gab, in denen die Schublade zwar auslösbar war, ohne daß bei der Operation eine Kreuzbandverletzung vorlag. So konnte Melzer (zit. nach Stark) drei Fälle mit völliger Zerreißung des vorderen Kreuzbandes feststellen, bei denen das Schubladenzeichen vorher negativ war. Bei diesen Fällen war das Schubladenphänomen trotz wiederholter Untersuchung vor der Operation negativ. Dieser Sachkenner hat bei zahlreichen Leichenversuchen immer wieder gefunden, daß auch nach scharfer Durchtrennung des vorderen Kreuzbandes das Schubladensymptom nicht nachweisbar war und erst dann positiv wurde, wenn man entweder das hintere Kreuzband oder den seitlichen Bandapparat teilweise oder ganz durchtrennte.

Aus diesen klinischen und experimentellen Beobachtungen muß der Schluß gezogen werden, daß das Fehlen des Schubladensymptoms nicht unbedingt beweisend für die Unversehrtheit der Kreuzbänder ist — eine Erkenntnis, die sich auch mit unseren Untersuchungsergebnissen deckt.

So wurde der Wert des Schubladenphänomens oft in Zweifel gestellt. H. v. Brücke ist der Auffassung, daß es eine hintere Schublade überhaupt nicht gibt, und daß sowohl bei Zerreißung des vorderen als auch des hinteren Bandes die Schublade in beiden Fällen nach vorn erfolgt. Dieser Sachkenner ist außerdem der Meinung, daß die

Anspannung der Kniebeuger (Semimembranosus, Semitendinosus und Biceps) dem Auftreten eines Schubladenphänomens entgegenwirken kann. Er nennt diesen Zustand „Kompensierter Kreuzbandschaden". Man fand außerdem, daß in Beugestellung des Knies an jedem Kniegelenk eine geringgradige Parallelverschiebung (Subluxation) möglich ist, und zwar individuell verschieden, da die Längenausdehnung des Bandes eine unterschiedliche ist. So konnte z. B. L. Krenn bei 1269 Sportlern 288 Mal das Schubladensymptom auslösen, ohne daß vorher ernstere Verletzungen im Bereich des Kniegelenkes bestanden hätten. Dieses wechselvolle Verhalten beruht nach Simon und Morian auf einer Schwäche und Schlaffheit der Oberschenkelmuskulatur, insbesondere des Quadriceps fem. Jaroschy und Mandl bestreiten dies, da auch bei Muskelkräftigen das Schubladensymptom ohne Verletzung auslösbar war. Andere Kenner dieser Verletzung (Jirasek, Desplas, Robineau und Wittek) sind der Auffassung, daß noch andere Faktoren, vor allem der Zustand und die Intaktheit des gesamten Band-, Kapsel- und Muskelapparates eine Rolle bei der Auslösung der Schublade spielen. Besonders leicht läßt sich diese bei zunehmendem Muskelschwund vortäuschen. Um den Spannungszustand der Muskulatur völlig auszuschalten, untersuchte Bircher in Narkose und fand das Schubladenzeichen auch dort, wo es klinisch vorher nicht nachzuweisen war.

Felsenreich und Demel konnten die Beobachtung machen, daß bei gleichzeitigem Ausriß der Eminentia intercondylica oder beim Riß des Meniskus durch Interposition die Schublade gehemmt werden kann.

Neue Gesichtspunkte in der Symptomatologie des Schubladensymptoms wurden von K. Lenggenhager beigebracht. Er kam an Leichenuntersuchungen zu folgendem Ergebnis:

1. Das vordere Kreuzband kann völlig durchschnitten werden, ohne daß ein Schubladenzeichen auftritt.
2. Eine starke vordere Schublade wird erst dann auftreten, wenn der innere Kapselapparat in seiner ganzen Länge durchtrennt wird.
3. Das intakte vordere Kreuzband wird eine extreme vordere Schublade hemmen.
4. Ist auch der innere Kapselapparat durchtrennt, so erhält man eine reine vordere Schublade und nicht nur eine verstärkte Außenrotation.

Die vordere Schublade wird also nach Lenggenhager durch den inneren Kapselapparat verhindert, und zwar durch den schrägen Verlauf vom Oberschenkel nach unten vorn zur Tibia.

Trotz all dieser Bedenken und Zweifel, die man gegen das Schubladenzeichen ins Feld führte, wurde der Wert dieses Zeichens bei der praktischen Beurteilung nie ernstlich angezweifelt. Zu Irrtümern führt lediglich die verschiedene Technik der Untersuchung, so daß hieraus unterschiedliche Ergebnisse entstehen können. Eine weitere Fehlerquelle liegt in der verschiedenen subjektiven Beurteilung: Handelt es sich tatsächlich um eine reine frontale Subluxation oder lediglich um eine Rotation durch Lockerung des medialen Seitenbandes. Schließlich werden Irrtümer dadurch entstehen, indem isolierte Kreuzbandverletzungen seltener auftreten als in Kombination mit anderen Bandverletzungen, z. B. mit dem medialen Meniskus und inneren Seitenband, daß auch hier verschiedene Ergebnisse auftreten können. So wird uns heute trotz aller Fortschritte u. a. uach in der Röntgendiagnostik ohne Eröffnung des Gelenkes die exakte Beweisführung des klinischen Schubladenphänomens in bezug auf den Grad der Beschädigung des Kreuzbandes nicht immer gelingen.

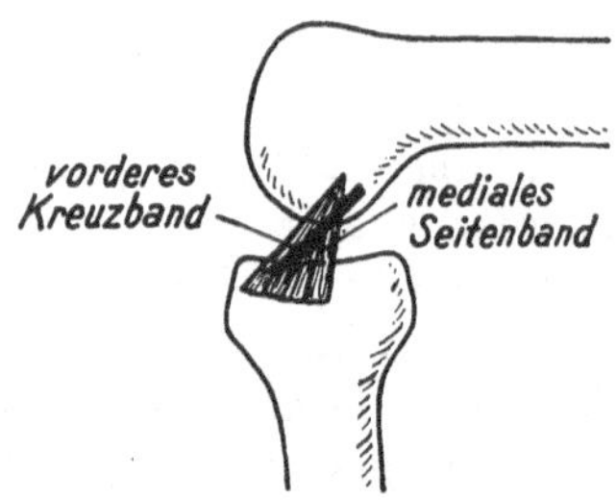

Abb. 14. Verlauf des vorderen Kreuzbandes und medialen Seitenbandes. Aus der Zeichnung ist ersichtlich, daß die schrägen, vorderen Fasern des medialen Seitenbandes einer Schubladenbewegung entgegenwirken.

Die Beurteilung des Schubladenphänomens wird also gewisse Schwierigkeiten bereiten, was uns veranlaßt hat, experimentelle Nachprüfungen an Leichenknien vorzunehmen. Wäre die Sicherung der Stabilität des Knies lediglich durch die Kreuzbänder bedingt, so würde man aus dem Vorhandensein der „Schublade" eindeutig auf die Verletzung eines Kreuzbandes schließen können. Das Vorhandensein der Seitenbänder kompliziert die Verhältnisse insofern, als der Verlauf und die Verspannung des unversehrten medialen Seitenbandes eindeutig die Schubladenbewegung hemmen können (s. Abb. 14).

Dies gilt in Beugestellung insbesondere für die schrägen, vorderen Fasern dieses Bandes, da sich diese bei einer Beugestellung von 90°, also in einer Stellung, in der die „Schublade" geprüft wird, stärker anspannen als die kurzen, senkrechten Faserzüge.

Vordere Schublade

1. Bei intakten Seiten- und Kreuzbändern prüfen wir zunächst die vordere Schublade. Diese war nicht auszulösen, d. h., es gelang, den Tibiakopf im Rahmen des normalen um etwa 3 mm nach vorn zu bringen.

2. Nach Durchschneidung des vorderen Kreuzbandes ist die Schubladenbewegung möglich, d. h. der Ausschlag der Bewegung vergrößert sich um 5 mm, das sind insgesamt aus der Ruhestellung 3 + 5 mm = 8 mm.

3. Wenn nur das mediale Seitenband durchschnitten wurde, so war ebenfalls eine Schubladenbewegung von etwa 8 mm möglich, allerdings war diese mit einer Rotation des Unterschenkels nach außen kombiniert.

4. Die Durchtrennung des vorderen Kreuzbandes und medialen Seitenbandes ergab eine deutliche und starke Schubladenbewegung von 16 mm (s. Abb. 15).

Diese Versuche gestatten folgende grundsätzliche Feststellung: *Eine mittelstarke vordere Schubladenbewegung gelingt sowohl bei der isolierten Durchtrennung des vorderen Kreuzbandes, als auch bei der isolierten Durchtrennung des medialen Seitenbandes. Die Erkennung der Rotationskomponente bei Verletzung des medialen Seitenbandes wird in der klinischen Praxis nicht immer gelingen. Eine ausgeprägte klare vordere Schubladenbewegung läßt sich also bei gleichzeitiger Durchtrennung des vorderen Kreuzbandes und medialen Seitenbandes auslösen.*

Wie können wir nun die beiden Schubladenbewegungen, die nach Durchtrennung des vorderen Kreuzbandes und die nach Durchtrennung des medialen Seitenbandes, auseinanderhalten? Mit anderen Worten, gibt es eine Möglichkeit, bei der Prüfung der vorderen Schubladenbewegung die Wirkung des medialen Seitenbandes auszuschalten, um so aus der abnormen Beweglichkeit ein Kriterium für den Zustand des vorderen Kreuzbandes zu bekommen.

Hierzu wurden folgende Versuche gemacht: In rechtwinkliger Beugung des Unterschenkels und bei intaktem vorderen Kreuz- und medialen Seitenband wird der Unterschenkel maximal nach außen rotiert. Dabei ergeben sich folgende Spannungsverhältnisse. Das mediale Seitenband wird maximal angespannt, während sich das vordere Kreuzband durch die Aufrollung entspannt. Umgekehrt bei der Innenrotation: Das vordere mediale Seitenband wird zwar in umgekehrter Richtung gespannt, bildet aber für die Schublade kein Hemmnis, dafür wird aber das vordere Kreuzband durch die Einrollung maximal gespannt. Diese wechselvollen Spannungsverhältnisse sind uns für die gewünschte Differenzierung sehr wertvoll. Denn, wenn wir nun bei Innenrotation die Schubladenbewegung prüfen, so werden wir uns durch Ausschaltung des medialen Seitenbandes ein Bild über den Zustand des vorderen Kreuzbandes machen können.

In dieser Stellung, d.h. bei Innenrotation, wurde nun das vordere Kreuzband durchschnitten und die Schubladenbewegung geprüft. Bei sämtlichen Versuchen ist diese deutlich in Erscheinung getreten (= 1 cm).

In gleicher Weise wurde bei durchschnittenem vorderen Kreuzband die vordere Schublade in Außenrotation des Unterschenkels geprüft. Es trat keine Schubladenbewegung auf (s. Abb. 16).

Die Auslösung der vorderen Schubladenbewegung bei Innenrotationsstellung des Unterschenkels und rechtwinklig gebeugtem Knie berechtigt zu der Diagnose:

Vorderer Kreuzbandriß

Die Kreuzversuche verliefen erwartungsgemäß entgegengesetzt: Es wurde das mediale Seitenband durchschnitten, während das vordere Kreuzband intakt blieb. Die vordere Schubladenbewegung war

a) bei Außenrotation des Unterschenkels möglich,

b) bei Innenrotation des Unterschenkels nicht möglich.

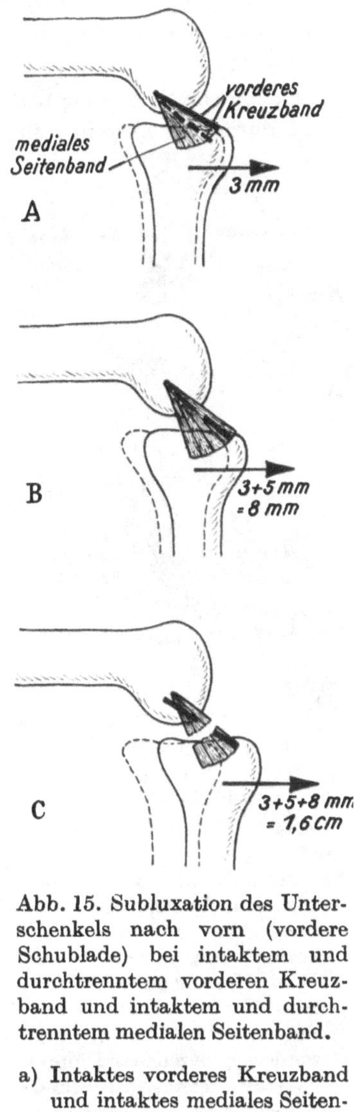

Abb. 15. Subluxation des Unterschenkels nach vorn (vordere Schublade) bei intaktem und durchtrenntem vorderen Kreuzband und intaktem und durchtrenntem medialen Seitenband.

a) Intaktes vorderes Kreuzband und intaktes mediales Seitenband = Subluxation des Unterschenkels von 3 mm.

b) Vorderes Kreuzband durchschnitten, mediales Seitenband intakt = Subluxation des Unterschenkels um 3 + 5 mm = 8 mm.

c) Vorderes Kreuzband und mediales Seitenband durchschnitten. Subluxation des Unterschenkels um 3 + 5 + 8 mm = 16 mm.

Hintere Schublade

Bei Durchtrennung des hinteren Kreuzbandes kann das intakte mediale Seitenband in gleicher Weise hemmend auf die hintere Schubladenbewegung wie auch auf die vordere wirken. Auch hier wird bei Zerreißung lediglich des hinteren Kreuzbandes eine Schubladenbewegung nach hinten von 8 mm auslösbar sein, wobei auch bei isolierter Zerreißung des medialen Seitenbandes eine solche gleichen Ausmaßes vorhanden ist, mit dem Unterschied, daß eine Rotationskomponente nach innen die Schubladenbewegung begleitet. Sind beide Bänder zerrissen, so fällt der Ausschlag der hinteren Schublade doppelt so groß aus. (s. Abb. 17).

Analog zur Verletzung des vorderen Kreuzbandes überprüfen wir das hintere Kreuzband durch die hintere Schublade bei Außenrotation des Unterschenkels. In dieser Stellung wird die hemmende Wirkung des medialen Seitenbandes ausgeschaltet. Demgegenüber ist bei Innenrotation die hintere Schublade auch bei durchtrenntem hinteren Kreuzband nicht auszulösen.

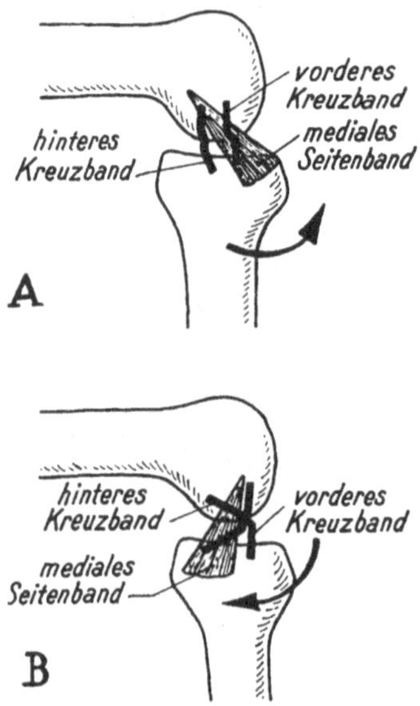

Abb. 16. Die Schubladenbewegung bei Innen- und Außenrotation des Unterschenkels und nicht geschädigten Kreuz- und Seitenbändern.

A) Außenrotation des Unterschenkels: Das mediale Seitenband wird maximal angespannt, das vordere Kreuzband aufgerollt und entspannt. Also: Vordere Schublade würde auch bei durchtrenntem vorderem Kreuzband durch das stark angespannte mediale Seitenband verhindert werden.

B) Innenrotation des Unterschenkels: Durch die Einrollung der Kreuzbänder bei Innendrehung des Unterschenkels wird das vordere Kreuzband angespannt, während das mediale Seitenband die vordere Schublade nicht hemmt. Ist also das vordere Kreuzband durchtrennt, so wird die vordere Schublade bei Innenrotation auszulösen sein.

Die hintere Schubladenbewegung bei Außenrotation des Unterschenkels berechtigt zur Diagnose:

Hinterer Kreuzbandriß

Wir fassen nochmals zusammen: Das sicherste Zeichen einer Kreuzbandverletzung ist das Schubladensymptom. Es wird bei rechtwinklig gebeugtem Knie geprüft. Da bei der üblichen Prüfung die Schublade sowohl bei Zerreißung der Kreuzbänder als auch des medialen Seitenbandes auftreten kann, wird die Prüfung bei Innen- oder Außenrotation des Unterschenkels durchgeführt.

Hierbei wird: nach Zerreißung des vorderen Kreuzbandes die Schublade bei Innenrotation des Unterschenkels, bei Zerreißung des hinteren Kreuzbandes die Schublade bei Außenrotation des Unterschenkels pathognomisch sein, d. h., positiv ausfallen.

Bei dieser Sachlage wird man sich die Frage vorlegen, ob erstens die Beachtung der Rotationslage bei der Prüfung der Schubladenbewegung unbedingt erforderlich und zweitens, ob nicht die Untersuchungstechnik für die Klinik zu kompliziert wird, um diese allgemein für die Diagnostik zu verwenden. Die erste Frage muß dahingehend beantwortet werden, daß nur mit dieser Technik, d. h. bei Innen- oder Außenrotation des Unterschenkels die Schubladenbewegung eine Differenzierung möglich macht, und zwar in der Hinsicht, ob nur ein Kreuzband oder ein Seitenband oder auch beide beschädigt sind. Diese Frage ist besonders für die Behandlung von großer Wichtigkeit. Bei der Beantwortung der zweiten Frage kann nun nicht behauptet werden, daß die Prüfung der Schublade bei Innen- oder Außenrotation eine wesentliche Erschwerung und Komplizierung der Untersuchungstechnik mit sich bringt, besonders wenn man folgendes behält: Vorderer Kreuzbandriß: vordere Schublade bei Innenrotation. (Mnemotechnisch: Vor — In)

Hinterer Kreuzbandriß: Hintere Schublade bei Aussenrotation.
(Mnemotechnisch: Hin — Aus)

Wenn wir diese Untersuchungse gebnisse nochmals zusammenfassen, so ergeben sich folgende Möglichkeiten für die Diagnostik der Kreuzbandverletzungen:

1. Untersuchung in Streckstellung des Kniegelenkes:
   a) Abnorme Abduktionsmöglichkeit: Verletzung des medialen Seitenbandes und vorderen Kreuzbandes.
   b) Abnorme Adduktionsmöglichkeit: Verletzung des äußeren Seitenbandes und hinteren Kreuzbandes.

2. Untersuchung in halber Beugung (160°) des Kniegelenkes:
   a) Abnorme Abduktion (Aufklappbarkeit des Gelenkes um 0,8 cm): Verletzung des vorderen Kreuzbandes.
   b) Abnorme Adduktion (Aufklappbarkeit von 0,8 cm): Verletzung des hinteren Kreuzbandes.
   c) Abnorme Abduktion mit vermehrter Innen- und Außenrotation: Verletzung des vorderen Kreuzbandes und medialen Seitenbandes.
   d) Abnorme Adduktion und vermehrte Außenrotation: Verletzung des hinteren Kreuzbandes und äußeren Seitenbandes.

3. Untersuchung in rechtwinkliger Beugung (90°):
   a) Vordere Schubladenbewegung von 0,8 cm: Vorderer Kreuzbandriß oder auch isolierter medialer Seitenbandriß.
   b) Vordere Schubladenbewegung von 1,6 cm: Vorderer Kreuzbandriß und medialer Seitenbandriß.
   c) Vordere Schublade bei Innenrotation des Unterschenkels: Vorderer Kreuzbandriß ohne Seitenbandverletzung.
   d) Hintere Schublade von 0,8 cm: Hinterer Kreuzbandriß oder mediale Seitenbandverletzung.
   e) Hintere Schublade von 1,6 cm: Hinterer Kreuzbandriß und mediale Seitenbandverletzung.
   f) Hintere Schublade bei Außenrotation des Unterschenkels: Hinterer Kreuzbandriß ohne Seitenbandverletzung.

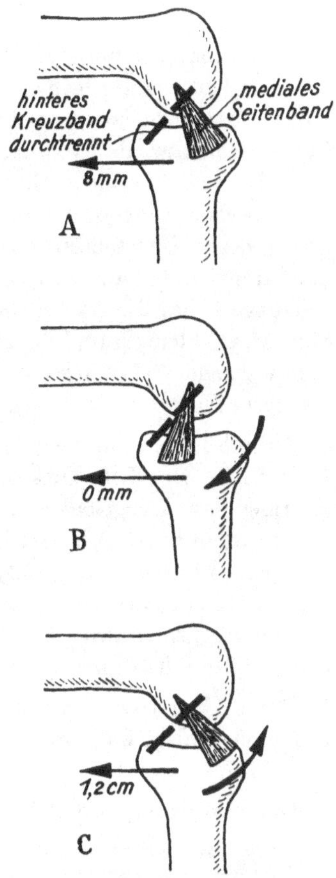

Abb. 17. Subluxation des Unterschenkels nach hinten (hintere Schublade) beim Riß des hinteren Kreuzbandes und Innen- und Außenrotation.

A) „Normalstellung" (Mittelstellung des Unterschenkels). Der Tibiakopf läßt sich um 3 + 5 mm = 8 mm nach hinten verschieben.

B) Innenrotation des Unterschenkels. Die hintere Schublade ist nicht möglich, da das mediale Seitenband in dieser Stellung des Unterschenkels hemmend wirkt.

C) Bei Außenrotation des Unterschenkels ist das Ausmaß der hinteren Schublade am größten (1,2 cm).

V. Entstehungsmechanismen

Wenn man bei Verletzungen der Menisken oder der Seitenbänder — man kann sagen, typische Entstehungsformen vorfindet, so wird man sich die Frage vorlegen, ob Kreuzbandverletzungen auch solche typischen Entstehungsmechanismen aufweisen. Aus der Tatsache heraus, daß die Kreuzbänder sehr stark und widerstandsfähig sind, ergibt sich, daß nur erhebliche Gewalten zu Verletzungen derselben führen. FESSLER konnte den Beweis erbringen, daß die Kreuzbänder einen begrenzten Grad von Dehnbarkeit besitzen, deren Überschreitung zum Riß führt. Er errechnete die mittlere Druckbelastung der Kreuzbänder auf 238 kg und für ein Kreuzband 54 bis 90 kg. Nach den Untersuchungen von KATZENSTEIN sind die Elastizitätsverhältnisse der Kreuzbänder auch vom Alter abhängig und die günstigsten Verhältnisse liegen bei Männern mittleren Alters vor, während asthenische, rachitische und durch Krankheit geschädigte Menschen eine geringere Elastizität der Bänder besitzen.

Grundsätzlich kann also jedes Trauma, das mit einer genügend starken Gewalt das Knie trifft, zum Riß eines oder beider Bänder führen. Hierbei wird die Stellung und Haltung des Kniegelenkes von untergeordneter Bedeutung sein. Wenn wir aber von diesen unmotivierten Verletzungsmechanismen absehen und die Anamnesen des Kreuzbandgeschädigten einer Analyse unterziehen, so wird eine gewisse Gesetzmäßigkeit bei der Entstehung der Kreuzbandverletzungen vorzufinden sein. Nach Angaben der Literatur und eigenen klinischen Beobachtungen werden Kreuzbandverletzungen bei folgenden Unfallmechanismen beobachtet:

1. Durch Überstreckung des Kniegelenkes (s. Abb. 18 I).
2. Durch Schlag, Fall oder Stoß auf die Vorderfläche des Schienbeinkopfes (s. Abb. 18 II u. III).
3. Durch Beugung und gleichzeitige Rotation des Unterschenkels.

In der Zusammenstellung GOETJES kommt es in den Fällen 6, 7 und 8 zur Überstreckung im Knie durch einen Schlag auf die Vorderfläche des Kniegelenkes, während in den Fällen 22 und 27 die Überstreckung durch Hängenbleiben in den Sprossen einer Leiter verursacht wurden.

Zahlreich sind auch Anamnesen, in denen eine Kreuzbandverletzung durch eine Gewalteinwirkung auf die Vorderfläche des gebeugten Knies zustande kommt.

In Fall 9 von ROBSON (aus der Zusammenstellung GOETJES) ist die Vorderfläche des Schienbeinkopfes nach hinten durch einen Erdrutsch verursacht worden, wobei bei der Operation beide Kreuzbänder zerrissen vorgefunden wurden.

Häufiger lassen sich Beispiele anführen, bei denen eine Kreuzbandverletzung durch Fall auf das gebeugte Kniegelenk zustande kommt, wobei die Angriffsfläche der Tibiakopf ist. Hier wird die ganze Körperlast, über den Oberschenkelknochen fortgeleitet, zu einer Abscherung eines oder beider Kreuzbänder führen.

Diese Entstehungsmechanismen kommen in der Praxis häufig vor und man kann sie sich auch gut erklären. Es gibt aber auch noch einen wichtigen Verletzungsvorgang, der zur Schädigung des vorderen Kreuzbandes führt und bei dem das gebeugte Kniegelenk durch eine Gewalteinwirkung in Valgusstellung gedrängt wird, bei gleichzeitiger Innen- oder Außendrehung des Oberschenkels. Die Auffassungen der Literatur über diesen Verletzungsvorgang sind so verschieden, daß man durch experimentelle Versuche an Leichen eine Klärung herbeiführen wollte. Trotzdem die Leichenversuche mit Nachteilen behaftet waren, in denen weder der Muskeltonus noch die Innervation, noch die reflektorischen Einrichtungen Berücksichtigung fanden, sollten sie doch einen Anhaltspunkt für die Klinik bilden.

Diese Untersuchungen wurden an Leichenknien von DITTEL, PAGENSTECHER und PRINGLE durchgeführt. Sie kamen zu folgenden Schlüssen:

1. Durch übermäßige Beugung blieb der Bandapparat intakt, da die Weichteile des Oberschenkels und der Wade (Muskulatur) eine Überstreckung der Bänder nicht zuließen. Dagegen gelang es, am präparierten Knie eine Lostrennung des vorderen Kreuzbandes vom äußeren Condylus herbeizuführen.
2. Es gelang weder PAGENSTECHER noch HOENIGSCHMIDT eine isolierte Zerreißung des vorderen Kreuzbandes allein durch Innenrotation des gebeugten Unterschenkels herbeizuführen. Immer waren Nebenverletzungen des übrigen Bandapparates vorhanden.
3. Durch übermäßige Streckung kam es zur Durchtrennung des hinteren Kreuzbandes und der hinteren Kapsel. Eine weitere Überstreckung führte zur Abreißung der übrigen Bänder.
4. Durch forcierte Innen- oder Außenrotation gelang es zwar das vordere oder hintere Kreuzband zu schädigen, es kam aber gleichzeitig zu ausgedehnten Verletzungen des übrigen Bandapparates.
5. Bei übermäßiger Ab- oder Adduktion ging der Kreuzbandverletzung immer ein Riß des betreffenden Seitenbandes voraus.
6. Nach PRINGLE wird das vordere Kreuzband am leichtesten durch eine kombinierte Bewegung: Flexion, Abduktion und Innenrotation des Unterschenkels, geschädigt.

HOENIGSCHMIDT kam zu folgenden experimentellen Schlüssen:

a) Durch übermäßige Beugung am präparierten Knie kam es zur Abreißung des vorderen Kreuzbandes am femoralen Ansatz.

b) Durch übermäßige Streckung reißt das vordere Kreuzband vom tibialen Ansatz ab, während das hintere Kreuzband am femoralen Ansatz abgetrennt wird.

c) Durch übermäßige Abduktion reißt zunächst das innere Seitenband, dann das hintere Kreuzband und schließlich das vordere.

d) Durch übermäßige Adduktion reißt zunächst das äußere Seitenband, dann das vordere und schließlich das hintere Kreuzband.

Auch isolierte Zerreißungen eines Kreuzbandes gelangen an unpräparierten Leichenknien. So konnten nach einer Zusammenstellung von JIRASEK isolierte Zerreißungen des vorderen Kreuzbandes zustande kommen

1. bei gewaltsamer Flexion über einen in der Kniekehle eingelegten Keil (DITTEL;
2. bei gewaltsamer Flexion, Adduktion und Rotation nach innen (PAGENSTECHER);
3. bei gewaltsamer Flexion, Abduktion und Rotation nach innen (PRINGLE);
4. bei Gewalteinwirkung von vorn auf die Tiba.

Eine isolierte Zerreißung des hinteren Kreuzbandes gelang PAGENSTECHER durch Gewalteinwirkung auf den oberen Teil der Tibia von hinten.

Diese Leichenuntersuchungen decken sich im großen und ganzen mit den Befunden, die man bei Eröffnungen der Kniegelenke fand und bei denen aus der Anamnese der Unfallhergang rekonstruiert werden konnte. So sind Verletzungen des vorderen Kreuzbandes gefunden worden:

Bei übermäßiger Streckung, durch Sturz aus größerer Höhe. WITTEK fand hierbei das vordere Kreuzband am tibialen Ansatz mit einem kleinen Knochenstückchen abgerissen. Einen Abriß des vorderen Kreuzbandes am femoralen Ansatz fand PAGENSTECHER beim Sturz von einer Leiter, bei gebeugtem, unterlegtem Knie. Hierbei kam es außer der Beugung noch zu einer Adduktion und Rotation nach innen. KÖNIG berichtet über einen Fall, wo durch schlechtes Auftreten beim Aussteigen aus einem Wagen (Abduktion und Innenrotation) das vordere Kreuzband am tibialen Ansatz mit einem Knochenstück ausgerissen war.

Eine isolierte Verletzung des hinteren Kreuzbandes fand BOERNE beim Ausgleiten bei gebeugtem Knie nach vorn und Rettung vor dem Fall durch forcierte Streckung im Knie. Hier war der femorale Ansatz des hinteren Kreuzbandes abgerissen.

Auch BIRCHER ist der Auffassung, daß eine Rotationskomponente zum Zustandekommen einer Kreuzbandverletzung erforderlich ist. Er hält am wahrscheinlichsten folgenden Mechanismus: Außenrotation des Unterschenkels, Abduktion des Unterschenkels und Innenrotation des Oberschenkels. Hierbei fand er, daß zu 80% das vordere und nur zu 20% das hintere Kreuzband betroffen waren. Dieses Vorherrschen des vorderen Kreuzbandes steht in Analogie zu den zahlreichen Verletzungen des medialen Meniskus im Vergleich zum lateralen. Aus diesem Zahlenverhältnis wie auch aus der Ähnlichkeit des Verletzungsvorganges konnte sein Assistent MEIER zwei Gruppentypen auseinanderhalten:

Vorderes Kreuzband — medialer Meniskus — mediales Seitenband.
Hinteres Kreuzband — lateraler Meniskus — äußeres Seitenband.

Diese Gruppen sind durch den einheitlichen Verletzungsvorgang Abduktion (bzw. Adduktion) verbunden mit einer Innen- oder Außenrotation des Ober- oder Unterschenkels bedingt.

Nach WITTEK ist die Kreuzbandverletzung sehr häufig mit einer Meniskusverletzung kombiniert. Er konnte 28 Meniskusverletzungen ohne Nebenverletzungen, 17 in Kombination mit einer Kreuzbandverletzung gegenüberstellen. Aber nicht nur die Meniskusverletzung, sondern auch die mediale Seitenbandverletzung fand sich nicht selten in Kombination mit einem Kreuzbandriß. WITTEK glaubt an folgenden Verletzungsvorgang: Das leicht gebeugte Knie wird durch ein Trauma in Valgusstellung gedrängt mit gleichzeitiger Innendrehung des Oberschenkels bei fixierter Tibia. Nach Ansicht R. MORIANS führt folgender Unfallmechanismus am häufigsten zu einer Kreuzbandverletzung: Flexion, Abduktion und Außenrotation, d. h. es kommt zur Einknickung des Kniegelenkes nach innen mit einer Schubwirkung der Femurrollen nach vorn.

Folgender Unfallhergang wird nach P. CAAN am häufigsten angetroffen: Drehung des Unterschenkels nach innen gegen den festgehaltenen Oberschenkels bei leichter Beugung des Knies und gewaltsamer Abknickung des Unterschenkels mit nach außen offenem Winkel.

Aus diesen Ausführungen geht hervor, daß sowohl die experimentellen Versuche an Leichen als auch die klinischen Beobachtungen zum Teil widersprechende Ergebnisse aufweisen, und daß Einigkeit lediglich in bezug auf die Beugung des Knies und Rotation des Unterschenkels herrscht. Strittig dagegen ist die Frage, ob beim Zustandekommen einer Kreuzbandverletzung außer der Beugung noch eine Ab- oder Adduktion, Innen- oder Außenrotation hinzukommen müssen.

Aus der Vielzahl der Untersuchungen können wir eigentlich die Anschauungen dreier Autorengruppen festhalten. Am häufigsten und sichersten wird demnach eine Kreuzbandverletzung:

1. nach PAGENSTECHER, JIRASEK und DEMEL durch Beugung, Adduktion und Innenrotation,

2. nach DITTEL, KÖNIG, CAAN durch Beugung, Abduktion und Innenrotation,

3. nach BIRCHER, WITTEK, MORIAN durch Beugung, Abduktion und Außenrotation zustandekommen.

Wir haben Untersuchungen an Leichenknien, die eine Kreuzbandverletzung durch Gewalteinwirkung hervorrufen sollten, nicht durchgeführt. Waren uns doch die Unzulänglichkeiten solcher Versuche und die Trugschlüsse, die man aus solchen zog, genügend bekannt. Es war uns eine Bestätigung für die Richtigkeit unserer Versuche über die Diagnostik, daß die meisten Sachkenner zu einer Auffassung über den Entstehungsmechanismus gelangten, der den mechanischen Gesetzen am deutlichsten entsprach. So konnten wir nachweisen, daß das vordere Kreuzband am gebeugten Knie sowohl für die Hemmung der Abduktion als auch Innenrotation verantwortlich ist. Entgegengesetzt wird das hintere Kreuzband durch Adduktion und Außenrotation maximal angespannt.

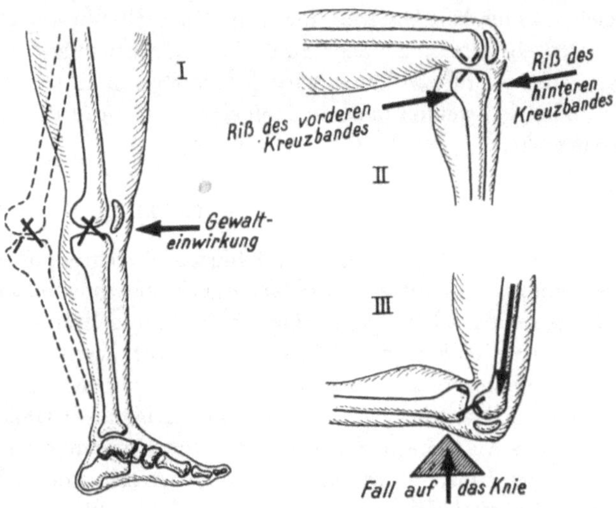

Abb. 18. Entstehungsmechanismen.
I) Durch Gewalteinwirkung auf die Vorderfläche des gestreckten Kniegelenkes reißt zunächst das hintere Kreuzband, später bei weiterer Überstreckung auch das vordere Band.
II) Bei gebeugtem Knie wird eine Gewalteinwirkung auf die Vorderfläche des Schienbeines das hintere, bei Gewalteinwirkung auf die Hinterfläche des Tibiakopfes das vordere Kreuzband reißen.
III) Durch Fall auf das gebeugte Kniegelenk werden durch die entstehenden Schubkräfte zunächst das hintere, dann auch das vordere Kreuzband abgeschert.

Wenn also das vordere Kreuzband durch Abspreizung und Innenrotation maximal angespannt wird, so kann jede Gewalt, die in dieser Richtung weiter einwirkt, zu einer Verletzung des vorderen Kreuzbandes führen.

Durch unsere Untersuchungen an Leichenknien über die Spannungsverhältnisse und Diagnostik der Kreuzbänder schließen wir uns der Auffassung DITTELS, KÖNIGS und CAANS über den Entstehungsmodus des vorderen Kreuzbandes an, indem dieser durch Beugung, Abduktion und Innenrotation entsteht.

Dementsprechend wird eine hintere Kreuzbandverletzung durch Beugung, Adduktion und Außenrotation zustandekommen.

Rekapitulierend wird also durch folgende Möglichkeiten eine Kreuzbandverletzung eintreten können:

1. Durch Überstreckung des Kniegelenkes. Hier wird zunächst das hintere und bei weiterer Einwirkung der Gewalt auch das vordere Kreuzband verletzt.

2. Durch Gewalteinwirkung auf die Vorder- oder Hinterfläche des Schienbeinkopfes. Bei ersterer wird das hintere, bei letzterer das vordere Kreuzband lädiert.

3. Durch gewaltsame Beugung, Abduktion und Innenrotation wird das vordere, während durch Beugung, Adduktion und Außenrotation das hintere Kreuzband verletzt wird.

Diese drei prinzipiellen Entstehungsmechanismen fanden wir in unserem umfangreichen klinischen Material durch die Operation bestätigt.

Daß ein Tibiakopf- oder Femurkondylenbruch zur Abreißung des einen oder anderen Kreuzbandes führen kann, wird praktisch viel zu wenig beachtet. Nicht so selten wird die unbefriedigende Funktion nach einem Tibiakopfbruch durch die Kreuzbandverletzung verursacht.

VI. Verletzungsformen

Bevor wir auf die Klinik der Kreuzbandschädigung eingehen, sollen vorher noch zum Verständnis die häufigst vorgefundenen Verletzungen beschrieben werden. Als Grundlage möchten wir die bei Operationen beobachteten Befunde darstellen, wobei es zweckmässig erscheint eine gewisse Klassifizierung vorzunehmen.

Die einfachste aber klinisch kaum erkennbare Form stellt die Zerrung des Kreuzbandes dar. Leichter wird man schon die Diagnose: Überdehnung stellen können, die mit oder ohne Auflockerung des Bandes vorgefunden wird. Verhältnismäßig häufig findet man quere Einrisse des Bandes, die meist mit einer Überdehnung der übrigen Fasern verbunden sind. Diese queren Einrisse findet man sowohl im Verlaufe des Bandes als auch am femoralen oder tibialen Ansatz. Sie können auch mit Längsrissen kombiniert sein. Ist hier das Kreuzband noch nicht durchgerissen, so kann es bei einem zweiten Trauma vollkommen durchtrennt werden. Wenn dann nach diesem zweiten Trauma die Operation vorgenommen wird, so findet man eine Abrundung und Verdickung des eingerissenen Stückes.

So kann man aus diesem Befunde die Anamnese bestätigt finden, daß der Durchriß des Bandes durch eine zweimalige Gewalteinwirkung zustande kam. Vergehen nach der völligen Zerreißung des Bandes ein bis zwei Jahre, kann man bei einer späteren Eröffnung des Gelenkes die Stümpfe völlig atrophisch vorfinden. Dieser Befund wird bei der Operation am häufigsten beobachtet. Schließlich sehen wir Ausrisse des Kreuzbandes mit einem Knochenstückchen aus der Eminentia intercondylica der Tibia oder aus der Fossa intercondylica. In diesen Fällen wird uns das Röntgenbild schon vorher die Diagnose sichern (s. Abb. 19).

Das vordere Kreuzband wird wesentlich häufiger verletzt vorgefunden als das hintere, während die Verletzung beider Kreuzbänder öfter als die isolierte Zerreißung des hinteren Bandes angetroffen wird. Wir möchten aus unserem Material folgendes Verhältnis angeben:

Verletzung des vorderen (20): beider; (2); hinteren (1)

Das heißt, daß Verletzungen des vorderen Kreuzbandes zwanzigmal häufiger als des hinteren und zehnmal häufiger als beider Kreuzbänder vorgefunden werden. Eine besondere Geschlechtsdisposition wird nicht beobachtet.

Die hier beschriebenen Formen finden wir sowohl beim vorderen als auch hinteren Kreuzband vor.

Außer diesen isolierten Verletzungsformen trifft man Kombinationsverletzungen, wobei als Nebenverletzung am häufigsten eine gleichzeitige Meniskus- oder Seitenbandverletzung vorliegt. Aber auch Mitfrakturierungen des Knochens und Mitverletzungen der Kapsel werden beobachtet. Daß die Seitenbänder häufig mit betroffen sind, geht schon aus dem Entstehungsmechanismus hervor. Im einzelnen können folgende Kombinationsmöglichkeiten vorkommen:

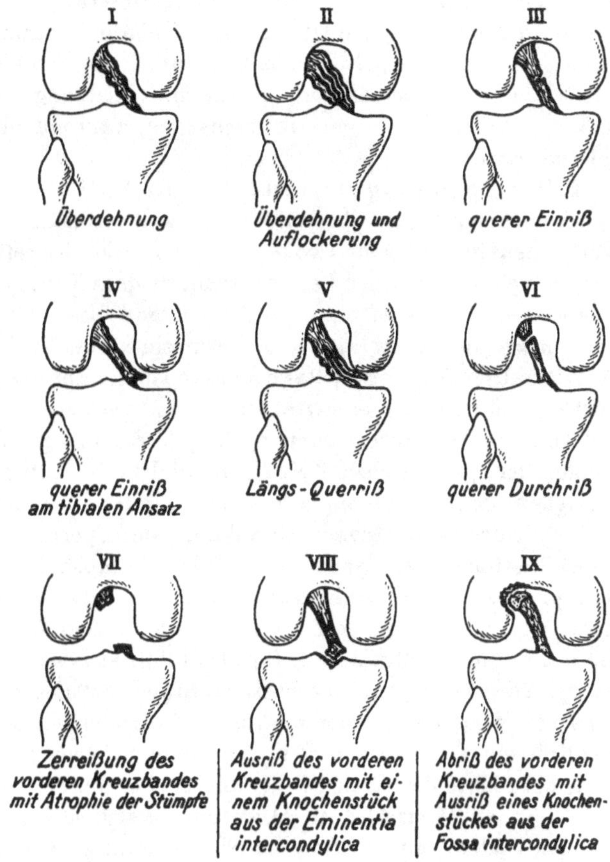

Abb. 19. Verschiedene Formen der Kreuzbandverletzungen

1. Kreuzbandriß mit Verletzung des medialen und (oder) lateralen Meniskus.
2. Kreuzbandriß mit Verletzung eines oder beider Seitenbänder.
3. Kreuzbandriß mit intraartikulärer Fraktur des Femurs oder der Tibia.
4. Kreuzbandriß mit Verletzung der Gelenkkapsel, besonders der hinteren Kapselwand bei Läsion des hinteren Kreuzbandes.

VII. Klinik und Diagnostik

Die an der Leiche erzielten Befunde, insbesondere die abnormen Bewegungen bei entsprechenden Bandverletzungen, lassen sich nicht kritiklos in die Klinik einführen, sondern sind nur bedingt für die Diagnostik verwendbar. Wenn wir uns lediglich auf diese pathologischen Befunde stützten und die so gewichtigen Faktoren der Klinik nicht berücksichtigen, würde dieses Vorgehen sicher zu Trugschlüssen führen. Welche Faktoren sind es nun, die bei der Klinik Berücksichtigung finden müssen.

1. Die Mannigfaltigkeit des pathologisch-anatomischen Verletzungsgrades der Kreuzbandläsion. Während die Untersuchung an der Leiche bei glatten experimentellen Durchtrennungen dieses oder jenes Kreuzbandes vorgenommen werden, weist die Klinik dieser Verletzung eine Stufenleiter von Verletzungsgraden auf: Von der

einfachen Zerrung, Überdehnung, zur Auffaserung, partiellen und totalen Zerreißung, weiterhin Abreißung vom tibialen oder femoralen Ansatz, mit oder ohne Beteiligung des Knochens oder Knorpels. Schließlich sind es die kombinierten Verletzungen wie Kreuzbandriß und Meniskusläsion, Kreuzbandverletzung und Seitenbandläsion, Kapselriß u. ä. m., die uns die Diagnostik erschweren, während wir sie an der Leiche nicht berücksichtigt hatten.

2. Der Spannungszustand der Muskulatur ist für die Klinik und Diagnostik von ausschlaggebender Bedeutung. Wissen wir doch, daß das Schubladenzeichen, sein Vorhandensein und seine Größe, von der Stärke der reflektorischen Muskelspannung abhängig macht. Wir sehen bei Verletzungen eines Kreuzbandes oft schon in wenigen Tagen eine so starke Muskelatrophie auftreten, daß diese weder durch die direkte Schädigung noch durch die Inaktivität verursacht sein kann. Nach Payr handelt es sich dabei um eine Reaktion des aktiven Bewegungsapparates auf die Schädigung des Gelenkes und er fordert, daß man das verletzte Knie nicht in seinen einzelnen Bestandteilen betrachten soll, sondern als Ganzes fassen muß. Jede Schädigung der Kreuzbänder unterbricht den Ablauf der „Kinetischen Kette". Besonders bedeutungsvoll sind hierfür die sensiblen Nervenelemente mit ihrem vegetativen Anteil. Allein der Reiz verursacht für die aktiven Kettenglieder Bewegungseinschränkung oder Sperre und beeinflußt den Tonuszustand dieser Kettenglieder. Nach Leriche ist die Muskelatrophie auf eine posttraumatische, paralytische Gefäßdilatation zurückzuführen und er schlägt therapeutisch Novocaininjektionen vor, um die für die Funktion so schädlichen Reize auszuschalten. Auch Krida hat die Bedeutung der Muskulatur für die Stabilität des Kniegelenkes erkannt. Er prägte den Ausspruch „der aktiven und passiven Stabilität" des Kniegelenkes. Die aktive Stabilität wird von der Oberschenkelmuskulatur übernommen und wenn diese intakt ist, so kann das Knie gut gebraucht werden. Wird diese infolge Atrophie schwach, so daß die Muskulatur die Arbeit der Kreuzbänder nicht übernimmt, so tritt die Störung der passiven Stabilität ein (Unsicherheit). Diese macht sich so bemerkbar: während beim Gang auf flachem Boden keine Störung auftritt, kommt es in Beugestellung des Kniegelenkes zur Unsicherheit und Ängstlichkeit. So ist auch Sauerbruch der Auffassung, daß zum Wesen einer Gelenkschlaffheit in erster Linie eine Insuffizienz der das Gelenk betreffenden Muskulatur gehört. Payr hat bei Hunden die Gelenkkapsel und die Bänder exstirpiert, unter Schonung der Muskulatur. Nach 3 bis 4 Wochen gebrauchten die Hunde wieder ihre Glieder. Mühlhaus stellte fest, daß je größer die Verkürzung am Femur, desto ausgeprägter die Kniegelenkschlaffheit. Erlacher fand bei allen mit Verkürzung geheilten Oberschenkelbrüchen ein Schlottergelenk am Knie vor. Die stabilisierenden Fähigkeiten der Kreuzbänder sind also an eine normale und kräftige Muskulatur geknüpft. Die beiden Seiten- und Kreuzbänder stehen unter der funktionellen Wirkung der muskulären Schlingen aus Tensor Fasciae latae und dem inneren Muskelzügel des Pes anserinus. Diese seitliche Muskelschlinge, die entweder den Unterschenkel nach außen oder innen dreht und die Kreuzbänder auf- oder einrollt, wird in der Sagittalebene durch den Quadriceps mit dem Ligamentum patellae und den Unterschenkelbeugern überkreuzt. Den Halt des Kniegelenkes bestimmen somit zwei zueinander senkrechte Kraftschlingen. Jede Schädigung dieser Kraftschlingen stört das muskuläre Gleichgewicht und damit den Halt des Gelenkes.

3. Der Zustand des übrigen Bandapparates, insbesondere des medialen Seitenbandes. Das Ausmaß des Funktionsausfalles kann bei Zerreißung des vorderen

oder hinteren Kreuzbandes sehr gering sein, wenn die Muskelkraft gut und der übrige Gelenkapparat nicht geschädigt ist. Ja, es wird sogar von Sachkennern die Behauptung aufgestellt, daß die Kreuzbänder garnicht so funktionell wichtig sind, und daß ihr Ausfall sich kaum bemerkbar zu machen braucht. Wir wissen aus den Untersuchungen Lenggenhagers, daß das mediale Seitenband, und zwar seine vorderen Fasern, einer Schubladenbewegung entgegenwirken, insbesondere, wenn noch die Wirkung der Kniebeuger hinzukommt. H. v. Brücke nennt diesen Zustand „kompensierten Kreuzbandschaden" und er ist auch der Auffassung, daß ein intaktes mediales Seitenband die Funktion des vorderen Kreuzbandes weitgehendst mit übernehmen kann. Wenn das mediale Seitenband mit zerrissen und die Muskulatur schwach ist, tritt die pathologische Subluxationsmöglichkeit ausgesprochen in Erscheinung: „nicht kompensierter Bandschaden". Durch Überdehnung des Seitenbandes und Schwächung der Muskulatur kann ein zunächst kompensierter Schaden dekompensiert werden.

Bei der klinischen Untersuchung und Diagnosestellung muß der Untersucher diese erwähnten Faktoren berücksichtigen.

Die Erkennung einer frischen Kreuzbandverletzung wird oftmals Schwierigkeiten bereiten. Die isolierte Verletzung des einen oder anderen Kreuzbandes bietet das Bild einer schweren Kniegelenksdistorsion. Gelegentlich sind die Verletzten noch imstande, sich wieder zu erheben und einige Zeit zu gehen, bis die zunehmenden Schmerzen das Gelenk außer Funktion setzen. Im Vordergrund der klinischen Erscheinungen steht der Bluterguß, und die Kniegelenkskapsel ist durch diesen so gespannt, daß pathologische Bewegungen gar nicht oder nur mit starken Schmerzen auszulösen sind. Die schmerzhafte reflektorische Muskelspannung wird eine exakte Untersuchung nicht zulassen. In diesem Stadium ist es nicht unbedingt notwendig, die Diagnose zu erzwingen. Es genügt, das verletzte Bein auf die Braunsche Schiene zu legen, bis der Bluterguß sich resorbiert hat, was etwa 8 bis 10 Tage benötigt.

In vielen Fällen wird der Verletzte erst Wochen oder Monate nach dem Unfall zur Behandlung kommen. Er klagt dabei über das Gefühl der Schwäche und Unsicherheit, besonders beim Gehen auf unebenem Boden, verbunden mit Schmerzen und wiederholten Ergüssen im betreffenden Kniegelenk. Verschiedentlich können es Einklemmungserscheinungen sein, die den Verletzten zum Arzt führen, besonders dann, wenn ein Knochenstückchen mit aus der Tibia oder dem Femur gerissen ist. Es bietet sich dann das Bild, wie wir es von der Meniskusverletzung her kennen, mit einer schmerzhaften, federnden Streckhemmung. Die Differenzierung dieser beiden Einklemmungszustände wird klinisch schwierig sein, zumal auch Kombinationsverletzungen, Kreuzbandriß und Meniskusverletzung nicht so selten vergesellschaftet sind. In diesen Fällen wird uns neben dem Röntgenbild die Beschaffenheit des Punktates einen Hinweis geben. Während bei einem Kreuzbandriß mit Knochenausriß das Punktat blutig und mit Fettropfen vermengt ist, zeigt es bei einer Meniskusverletzung ein rein seröses Aussehen.

Bevor wir zur klinischen Untersuchung schreiten, lassen wir uns den Unfallhergang genau schildern. Besonders müssen wir in der Richtung forschen, ob vor der eigentlichen Verletzung das Knie schon irgendwie durch ein Trauma beschädigt wurde. Auch das einfache Einknicken bei der Arbeit oder beim Sport interessiert uns. Denn nicht so selten finden wir Verhältnisse vor wie bei der Meniskusverletzung, bei der in der Anamnese meist schon vorher ein Unfallereignis angegeben wird, aber erst bei dem zweiten Trauma durch die Einklemmung in Erscheinung tritt.

Die Kreuzbandverletzung wird selten durch ein einmaliges Trauma verursacht. Wir konnten immer wieder feststellen, daß das Knie schon früher mal beschädigt wurde. Insbesondere kann durch ein vorhergehendes Ereignis das mediale Seitenband gedehnt oder eingerissen werden, wobei gleichzeitig das vordere Kreuzband zu Schaden kommt, wenn auch nicht völlig durchtrennt wird. Auf diese Schwächung der Bänder antwortet die dazu gehörige Muskulatur mit einem Schwund, der zwar nicht nachweisbar (meßbar) ist, sich jedoch durch eine Dellenbildung im unteren Anteil des Sartorius und Pes anserinus kenntlich macht.

Nach dieser Erstverletzung, in deren Folge ein Kreuzband nicht völlig durchgerissen wurde, genügt ein gringfügiges Trauma zum endgültigen Riß dieses Kreuzbandes. Eine etwas gesteigerte Abduktion mit Innenrotation wird das angerissene Band endgültig durchtrennen. Hier zeigt sich die „Schutzwirkung" der Seitenbänder und der Muskulatur für die Kreuzbänder ebenso, wie das Ineinandergreifen der einzelnen Glieder der „Kinetischen Kette".

Wenn wir uns nun der vergleichenden Inspektion einer abgeklungenen frischen oder länger zurückliegenden Verletzung zuwenden, so wird bei Verletzung des vorderen Kreuzbandes und seitlicher Betrachtung beider Knie ein typisches Zeichen auffallen.: Die Rekurvation des Unterschenkels gegenüber den Oberschenkelkondylen.

Dieses Zeichen, das in der Praxis zu wenig Beachtung findet, gibt uns vielfach einen wichtigen Anhaltspunkt für das Vorliegen einer Kreuzbandverletzung. Denn bei keinem anderen Bandschaden des Kniegelenkes wird dieses Zeichen auftreten. Man sieht es nicht nur in Streck-, sondern auch Beugestellung, wobei es jedoch in Streckstellung ausgeprägter ist.

Verursacht wird diese Rekurvation durch die mangelnde Führung des Tibiakopfes gegenüber den Oberschenkelkondylen bei fehlendem vorderen Kreuzband. Hierdurch verringert sich das Ausmaß der Gleitbewegung auf Kosten der Abwickelbewegung.

Bei der vergleichenden äußeren Betrachtung wird meist ein Verstrichensein der Konturen des verletzten Knies gegenüber dem gesunden beobachtet. Die Ursache dieser leichten Schwellung ist ein geringgradiger Reizerguß, der den oberen Recessus freiläßt und sich hinter und zu beiden Seiten des Kniescheibenbandes ausdehnt. Während der Erguß kurz nach der Verletzung das Kniegelenk prall ausfüllt und rein blutig ist, wird er allmählich serös und nimmt rasch an Umfang ab.

Oftmals finden wir eine stärkere teigige Schwellung zu beiden Seiten des Ligamentum patellae. Diese wird verursacht durch eine Mitbeteiligung des infrapatellaren Fettkörpers (Hoffa), wobei er sich nicht nur durch äußere Gewalteinwirkungen, sondern auch bei chronischen Reizzuständen vergrößern kann.

Die Bedeutung des im Kniegelenk gelegenen Fettgewebes wurde von Hoffa erstmalig erkannt. Die entzündliche, fibröse Hyperplasie des infrapatellaren Fettkörpers wurde von ihm als typisches Krankheitsbild beschrieben. Es entwickelt sich zu beiden Seiten des Kniescheibenbandes ein dicker, derber Fettklumpen, der einem Lipom sehr ähnlich ist und mit einer derberen Konsistenz als die des physiologischen Fettgewebes. Auf dem Durchschnitt zeigt sich ein Netzwerk dicker weißlicher Bindegewebsstränge, weite gefüllte Gefäßlumina sowie blutige Extravasate.

Eine Mitbeteiligung des infrapatellaren Fettkörpers, wenn auch nicht in der klassischen Form, wie ihn Hoffa beschrieb, finden wir sehr häufig bei Kreuzbandverletzungen. Schon aus der anatomischen Lage der direkten Nachbarschaft ergibt sich diese Mitbeteiligung. Wir konnten bei sämtlichen Kniegelenkseröffnungen wegen Kreuzbandverletzungen diese Veränderungen am Fettkörper feststellen und es soll darauf noch später eingegangen werden. Diese begleitende Schwellung des Fettkörpers ist meist nicht beträchtlich (s. Abb. 20).

Daß wir die Inspektion nur bei entkleideten, liegenden Verletzten vornehmen, brauchte eigentlich nicht besonders betont zu werden, da dies eine Selbstverständlichkeit sein sollte. Leider wird diese wichtigste Voraussetzung einer ordentlichen Untersuchung zu oft vernachlässigt.

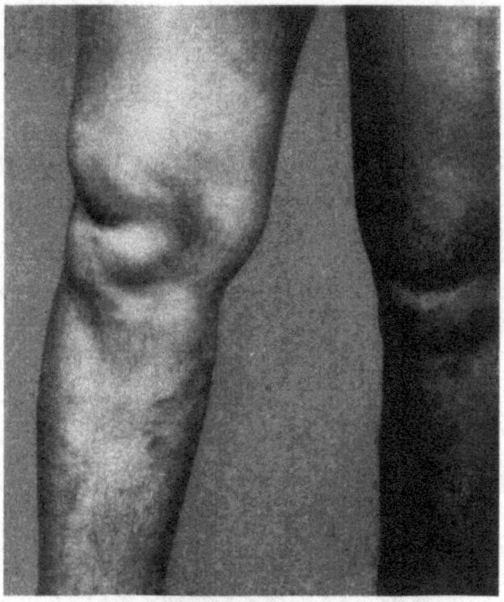

Abb. 20. Beiderseitige Hyperplasie des infrapatellaren Fettkörpers verursacht durch eine chronische Reizung eines nicht erkannten Kreuzbandrisses.

Schließlich vergleichen wir die Stellung beider Kniegelenke und den Zustand der Muskulatur. Was die Stellung des verletzten Knies angeht, so ist wichtig, festzustellen, ob eine Streckhemmung besteht oder nicht. Diese wird besonders dann vorhanden sein, wenn ein kleines Knochenstückchen mit dem Kreuzband ausgerissen ist und sich zwischen den Kondylen einklemmt. Da diese Streckhemmung auch bei Meniskusverletzungen angetroffen wird, kann sie nicht als pathognomisch für eine Schädigung der Kreuzbänder gelten. Wir können eine Streckhemmung auch ohne Knochenausriß beobachten. Der Patient kann das herabhängende Bein nur bis 160° strecken, wenn der Oberschenkel im Hüftgelenk leicht gebeugt gehalten wird. Die volle Streckung gelingt erst dann, wenn man den Unterschenkel gegen den Oberschenkel nach vorn („wie eine Schublade") verschiebt. Diese von Felsenreich geschilderte Erscheinung wird bei Verletzungen des hinteren Kreuzbandes beobachtet.

Die Schonung des betreffenden Beines bedingt eine rasch einsetzende Atrophie, besonders im Bereich der Vastus-Muskelbäuche. Umfangdifferenzen von 3 cm sind bei Kreuzbandläsionen, die 3 bis 4 Wochen zurückliegen, keine Seltenheit. Für diese Differenz ist gleichzeitig die Hypotonie der Oberschenkelmuskulatur verantwortlich.

Nach der Inspektion schreiten wir zur Palpation, d. h. zur eigentlichen Untersuchung. Als erstes werden wir versuchen, uns ein Bild über die ungefähre Menge des Ergusses zu machen. Hierzu wird beim liegenden Verletzten mit gestrecktem Knie das Phänomen des Patellartanzens ausgelöst. Bei länger zurückliegender Verletzung ist der Erguß gering, vielfach fehlt er ganz. Da dieser aber nicht nur bei intraartikulären, sondern auch bei extraartikulären Verletzungen anzutreffen ist, als sogenannter sympathischer Erguß, so kann er auch nicht als typisch für eine Kreuzbandverletzung angesehen werden.

Es muß hier nochmals betont werden, daß die Untersuchung am entkleideten, liegenden Verletzten erfolgen muß.

Es geht nicht an, daß die Untersuchung am sitzenden Verletzten erfolgt, der sich lediglich sein verletztes Knie entblöst, ohne Schuhe, Strümpfe und Beinkleider abzulegen. Es ist ebenfalls erforderlich das nichtverletzte Bein heranzuziehen. Sämtliche klinischen Zeichen, besonders das Schubladenphänomen werden durch eine starre, reflektorische Muskelspannung verschleiert. Gerade bei dem Verdacht einer Kreuzbandverletzung ist die gute Entspannung der Muskulatur von so ausschlaggebender Bedeutung, daß wir verschiedentlich von der Untersuchung in Narkose gern Gebrauch machen.

Bei der weiteren palpatorischen Untersuchung suchen wir das Gelenk nach schmerzhaften Stellen ab, wobei wir den Verletzten auffordern, diese zunächst selbst anzuzeigen. Das Knie lagern wir zu diesem Zweck in halber Beugung von etwa 140°.

Während bei der Meniskusverletzung das Auffinden eines konstanten Druckschmerzes keine Schwierigkeiten bereitet, kennen wir bei der Kreuzbandverletzung derartige Druckpunkte nicht. Schon die Tatsache, daß der verletzte Meniskus dem palpierenden Finger zugänglicher ist als die im Gelenkinnern liegenden Kreuzbänder, bedingt diese Differenz. Wenn man also bei Kreuzbandverletzungen auch nicht von einem „konstanten“ Druckschmerz sprechen kann, so fanden wir doch immer wieder Schmerzpunkte von beiden Seiten des Kniescheibenbandes. Diese Tatsache ist nicht besonders verwunderlich, besonders dann, wenn der HOFFAsche Fettkörper geschwollen und verdickt ist. Aber auch ohne Schwellung und Mitbeteiligung des infrapatellaren Fettkörpers fanden wir zu beiden Seiten des Kniescheibenbandes diese Druckpunkte (s. Abb. 21).

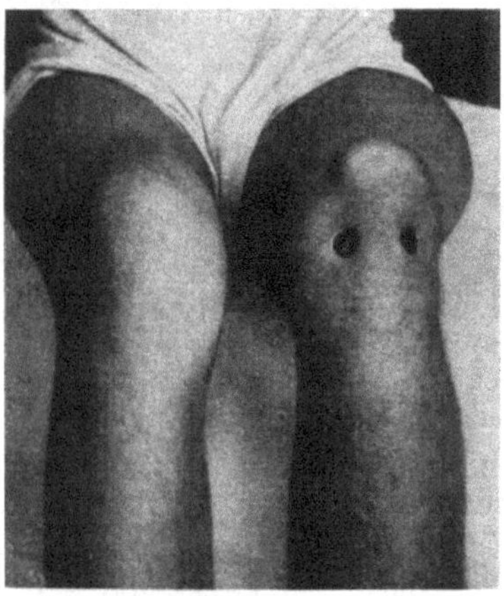

Abb. 21. Konstante Druckpunkte links und rechts neben dem Kniescheibenband bei Verletzung des vorderen Kreuzbandes. Die Lokalisation der Druckpunkte ist mit schwarzen Punkten markiert.

Nicht so selten wird bei Kreuzbandverletzungen ein Druckschmerz im Bereich des inneren Gelenkspaltes oder etwas höher am medialen Epicondylus fem. angegeben. Dies ist auch verständlich, wenn man sich vergegenwärtigt, daß das mediale Seitenband und seltener der mediale Meniskus oft mitbeteiligt sind. Das ganze Verletzungsbild wird dadurch verschleiert, insbesondere dann, wenn die begleitende Seitenband- oder Meniskusverletzung in den Vordergrund tritt und die Kreuzbandverletzung überschattet.

Wir sind also nicht in der Lage, mit Hilfe der einfachen Abtastung des Gelenkes schon die Diagnose zu stellen und müssen weitere Symptome heranziehen. Der weitere Gang der Untersuchung muß nun systematisch erfolgen. Nach der genauen Betastung prüfen wir erst die aktive und anschließend die passive Beuge- und Streckfähigkeit des verletzten Knies. Die Beuge- und Streckexkursionsfähigkeit werden wir mit dem Winkelmesser aufzeichnen. Anschließend schreiten wir zur Prüfung des Bandapparates, wobei wir mit den Seitenbändern beginnen. *Das klassische Phänomen einer Seitenbandverletzung ist das Symptom des Anschlagens der Gelenkflächen.* Man prüft es möglichst nicht in voller Streckstellung des Gelenkes, da bei voller Streckung die Kreuzbänder ein seitliches Aufklappen nicht gestatten. Wir erinnern uns aus dem Entstehungsmechanismus, daß bei einer Reihe von Kreuzbandverletzungen fast immer das mediale Seitenband mitbeschädigt wird, wenn es auch nicht zur vollständigen Zerreißung dieses Bandes kommt (Ruptura ligamenti collateralis et ligamenti cruciati).

Vom diagnostisch-didaktischen Standpunkt aus hat sich die Einteilung der Seitenbandverletzung in vier Graden von BÖHLER und KRÖMER als sehr vorteilhaft erwiesen. Beim ersten Grad der Verletzung entsteht eine Seitenbandzerrung (Distorsio ligamenti), beim zweiten Grad eine Seitenbanddehnung (Laesio ligamenti), beim dritten Grad kommt es zu einer Zerreißung des inneren Seitenbandes (Ruptura ligamenti); während es beim vierten Grad zu einer Zerreißung des inneren Seitenbandes und eines oder beider Kreuzbänder kommt.

Ist also bei leichter Beugung von 170° ein mäßiges Aufklappen des Gelenkes (nicht mehr als 0,8 cm) möglich, so handelt es sich um eine Zerreißung des inneren oder äußeren Seitenbandes. Wenn nun der Unterschenkel in volle Streckung gebracht wird und es uns gelingt, das Gelenk mindestens genau so weit aufzuklappen, so kann gleichzeitig auf eine Kreuzbandverletzung geschlossen werden. Auf diese Unterschiede muß auch schon bei der Untersuchung der Seitenbänder geachtet werden, da man sich schon aus diesem Symptom der Aufklappbarkeit des Gelenkes ein ungefähres Urteil über den Zustand der Seiten- und Kreuzbänder machen kann.

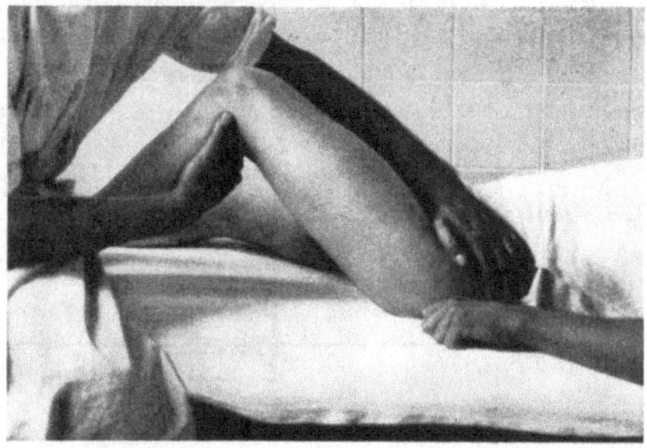

Abb. 22. Technik der Untersuchung der vorderen Schubladenbewegung. Die Prüfung der vorderen Schublade kann ohne fremde Hilfe erfolgen, indem man mit der linken Hand in die Schenkelbeuge faßt und damit die Hüfte festlegt. Die rechte Hand prüft den Ausschlag der Schublade. Der Fuß des Patienten wird an die Hüfte des Untersuchenden gelegt.

Die Untersuchung des verletzten Knies muß eine vollständige sein, wobei auch die Menisken überprüft werden müssen. Hierbei gehen wir so vor, daß wir auf die typischen Meniskuszeichen achten, und zwar:

1. auf den konstanten Druckschmerz am inneren oder äußeren Gelenkspalt;

2. auf die STEINMANNschen Zeichen;

3. auf den Ab- oder Adduktionsschmerz bei Verletzung des äußeren oder inneren Meniskus (BÖHLER);

4. auf die Zeichen von BRAGARD (I und II).

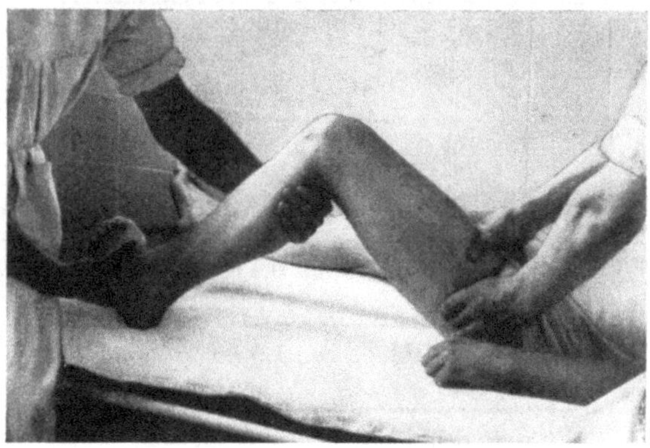

Abb. 23. Untersuchung der vorderen Schubladenbewegung bei Innendrehung des Unterschenkels. Eine Hilfsperson hält die Hüfte des Patienten fest, während der Untersuchende mit der rechten Hand den Fuß nach innen dreht und mit der linken Hand den Ausschlag der Schublade prüft.

Auf die nähere Beschreibung und Technik dieser Zeichen kann im Rahmen der Arbeit nicht eingegangen werden. Erwähnt sei nur, daß die Mitverletzung des Meniskus bei dem ähnlichen Unfallmechanismus nicht so selten ist und die Feststellung einer Meniskusverletzung nicht das Vorliegen einer Kreuzbandverletzung ausschließt.

Nun schreiten wir zur eigentlichen Untersuchung der Kreuzbänder, die wir in Streckstellung, halber Beugung von 160° und am rechtwinklig gebeugten Knie von 90° durchführen (s. Abb. 22 u. 23).

Was die Technik dieser Handgriffe anbetrifft, so ist die Prüfung der Ab- und Adduktion in Streckstellung bekannt: Bei Verletzung des rechten Knies wird die linke Hand des Untersuchers auf die Außenseite des geschädigten Kniegelenkes aufgelegt, während die rechte Hand an der Innenseite des Fußes den Unterschenkel abduziert. Bei Prüfung der Adduktion wird umgekehrt die rechte Hand des Untersuchers auf die Innenseite des verletzten Knies gelegt, während die linke Hand an der Außenseite des rechten Fußes denselben zu adduzieren versucht.

Untersuchung	I. bei gestrecktem Knie	II. bei halber Beugung von 160°
Abnorme (pathologische)	Diagnose	Diagnose
1. Abduktion	med. Seitenband- + Kreuzbandriß	vorderer Kreuzbandriß
2. Adduktion	äußerer Seitenbandriß + hinterer Kreuzbandriß	hinterer Kreuzbandriß
3. Abduktion + Innen- + Aussen-rotation		medialer Seitenbandriß + vorderer Kreuzbandriß
4. Adduktion + Aussenrotation		äußerer Seitenbandriß + hinterer Kreuzbandriß

III. Untersuchung bei rechtwinkliger Beugung von 90°

1. Vordere Schublade von 0,8 cm	vorderer Kreuzbandriß oder medialer Seitenbandriß
2. Vordere Schublade von 1,6 cm	vorderer Kreuzbandriß + medialer Seitenbandriß
3. Vordere Schublade bei Innenrotation	vorderer Kreuzbandriß
4. Hintere Schublade von 0,8 cm	hinterer Kreuzbandriß oder medialer Seitenbandriß
5. Hintere Schublade von 1,6 cm	hinterer Kreuzbandriß und medialer Seitenbandriß
6. Hintere Schublade und Außenrotation	hinterer Kreuzbandriß

Schwieriger erscheint die Prüfung und Beurteilung der Abduktion + Innen- + Außenrotation, sowie der Adduktion + Außenrotation. Der Unterschenkel wird zunächst in gleicher Weise ab- oder adduziert und in dieser abnormen Stellung die Rotationsmöglichkeit beachtet. Hierzu muß der Fuß von der Fußsohle her umfaßt werden.

Der Gang der Untersuchung und die zu erwartenden Ergebnisse wurden auf Seite 21 geschildert. Hier soll noch einmal kurz zusammengefaßt die Diagnostik übersichtlich dargestellt werden.

Diese Untersuchungen, die zwar an Leichenknien bei entsprechenden Bandverletzungen vorgefunden wurden, lassen sich auch für die Diagnostik verwenden. Wenn auch der Spannungsfaktor der Muskulatur am lebenden Knie für die exakte Untersuchung hinderlich ist, so läßt sich dieser durch Untersuchung in Narkose oder bei guter Entspannung der Muskulatur durch Untersuchung in Mittelstellung des Kniegelenkes beseitigen. Wir werden die Narkose dann anwenden, wenn sich durch die starke Schmerzhaftigkeit der Spannungsfaktor nicht ausschalten läßt, so daß kein eindeutiges Ergebnis erzielt werden kann. Wir hatten die Möglichkeit, durch zahlreiche Knieeröffnungen die klinisch erzielten Befunde autoptisch nachzuprüfen.

Was die Technik der Untersuchung angeht, so wäre praktisch folgendes noch wichtig: Die Beurteilung der abnormen Bewegungen oder Ausschläge, aus denen wir die Diagnostik aufbauen, ist nur dann verwertbar, wenn gleichzeitig das gesunde Knie einer ähnlichen Prüfung unterzogen wird. Dieser Vergleich darf nicht unterbleiben, da wir wissen, welche Schwankungen in der Festigkeit verschiedener gesunder Kniegelenke bestehen. Es muß also am gesunden Knie der gleiche Untersuchungsgang durchgeführt werden.

Es wird in der Praxis zunächst umständlich erscheinen, alle diese Untersuchungen vorzunehmen. Dem muß entgegnet werden, daß sich nach kurzer, systematischer Übung diese Untersuchungen so einprägen, daß eigentlich kein großer Zeitaufwand dafür notwendig ist.

Es wird ja z. B. auch in der inneren Medizin kein Wort der Kritik über die umständlichen und zeitraubenden serologischen Untersuchungen bei Leber- und Nierenerkrankungen gebracht, im Gegenteil, jede neue Untersuchungsmöglichkeit wird dankbar begrüßt.

Wenn wir auch nicht bestreiten wollen, daß dem Schubladenzeichen wohl die größte Bedeutung zukommt, insbesondere in Verbindung mit der Innenrotation des Unterschenkels, so kann man sich doch ein vollständiges Bild über die vorliegende Knieverletzung erst dann machen, wenn alle diese Zeichen in verschiedenen Stellungen des Kniegelenkes (Streck-, halbe Beugung und rechtwinklige Beugung) geprüft werden.

VIII. Die Röntgenuntersuchung

Bei jedem Verdacht einer Kreuzbandverletzung wird man auf die Röntgenuntersuchung nicht verzichten, insbesondere da wir durch diese ein weiteres wertvolles Kettenglied für die Diagnostik erhalten. Es muß aber gleich von vornherein betont werden, daß die Röntgenuntersuchung

1. keinesfalls für die Stellung der Diagnose entscheidend ist;
2. bei negativem Befund keinerlei Rückschlüsse auf die vorhandene eventuelle Verletzung zuläßt;
3. nicht für die Indikation zur Operation maßgebend ist;
4. nur im Vergleich mit dem gesunden Knie begutachtet werden darf.

Das Röntgenbild wird außerdem schon aus dem Grunde erwünscht sein, um eventuelle Nebenbefunde am Knochen auszuschließen. Bei der Beurteilung der Platte werden zunächst die Eminentiae einer genauen Besichtigung unterzogen. Ein Ausriß aus der medialen Zacke wird auf eine Läsion des vorderen Kreuzbandes hinweisen.

Wir finden hierbei nicht nur totale Ausrisse, sondern auch Teilaussprengungen. Diese sind zuerst von zackiger Form, später runden sie sich ab und imponieren als freie Gelenk-

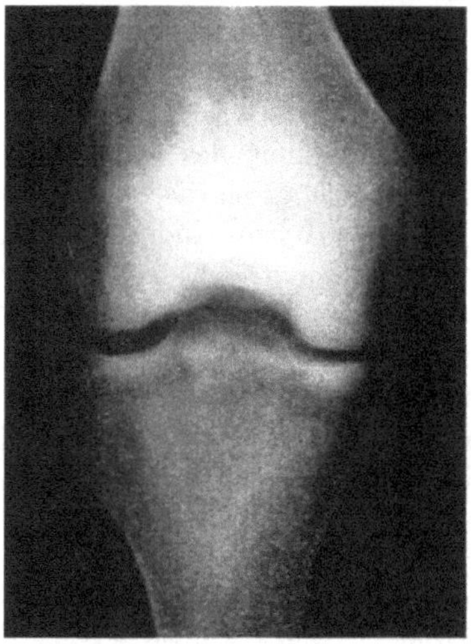

Abb. 24. Röntgenaufnahme eines Kniegelenkes, bei dem die Eminentia intercond. unscharf und verwaschen erscheint. Bei genauer Betrachtung sieht man, daß sowohl an der medialen als auch lateralen Zacke der Eminentia Aussprengungen vorhanden sind. Außerdem geht eine tiefergehende Frakturlinie durch die Eminentia intercond. Diagnose: Frischer Abriß des vorderen Kreuzbandes vom tibialen Ansatz mit Ausrissen von Knochenstückchen.

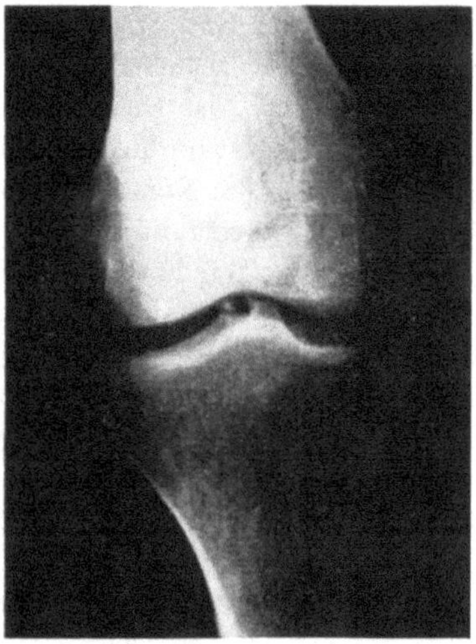

Aob. 25. Röntgenaufnahme eines Knies nach einem alten vorderen Kreuzbandriß (operativ gesichert). Starke Zuspitzung beider Höcker der Eminentia.

körper. Aus ihrer Lage dicht neben der medialen Zacke der Eminentia kann mit Wahrscheinlichkeit darauf geschlossen werden, daß eine Kreuzbandläsion stattgefunden hat. Wir sehen aber auch Ausrisse des vorderen Kreuzbandes mit einem kleinen Knochenstückchen aus dem femoralen Ansatz, die sich mehr in die Fossa intercondylica projezieren. Diese werden besser am gebeugten Knie sichtbar, da die Fossa intercondylica hierbei besser zur Darstellung kommt. Am seitlichen Bild liegt meist der Ausriß im hinteren Gelenkspalt, hinter der Eminentia.

So wird der Zustand des medialen Höckers der Eminentia eine Beurteilung des tibialen Ursprungs des vorderen Kreuzbandes erlauben (s. Abb. 24, 25, 26, 27, 28, 29, 30, 31, 32).

Dieser stellt sich gut auf der a.p.-Aufnahme dar, dagegen wird die femorale Insertion hier nicht zur Darstellung kommen, sondern durch das Planum popliteum verdeckt werden. Wir müssen das Knie erst in 120° beugen, so daß der Zentralstrahl die Tibiagelenkfläche parallel trifft. Wenn die Verletzung längere Zeit zurückliegt, sehen wir einen scharf ausgezogenen spitzen Höcker auf der hinteren Begrenzung der femoralen Bandgrube. Es handelt sich hierbei um eine lokalisierte, deformierende Arthrosis (nach FELSEN-

REICH), die so typisch ist, daß aus diesem Zeichen auf eine alte Läsion des vorderen Kreuzbandes vom femoralen Ansatz geschlossen werden kann.

Verhältnismäßig schwieriger sind ältere Veränderungen an der tibialen Bandgrube zu deuten. Man beobachtet hier Höckerbildungen, Aufrauhungen, Grubenbildungen, also Veränderungen, die für eine stattgefundene Kreuzbandläsion einen Hinweis geben können, sie sind jedoch weniger eindrucksvoll als Deformationen der Eminentiae. An diesen

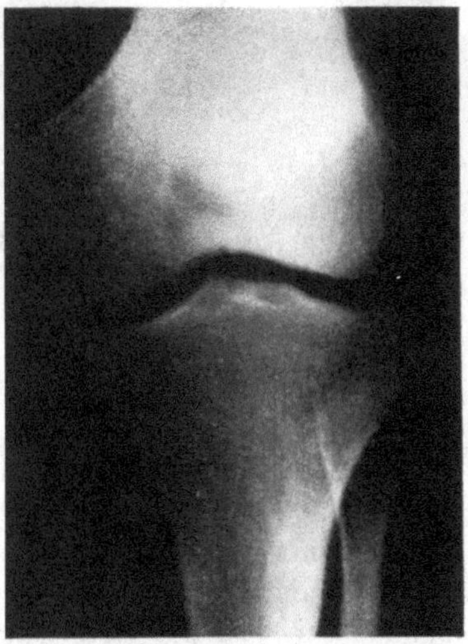

Abb. 26. Eine andere Form der Deformierung der Eminentia intercond.: Abflachung mit ganz feinen spitzen Ausziehungen an Stelle der Höcker. Auch hier lag ein vorderer Kreuzbandriß vor.

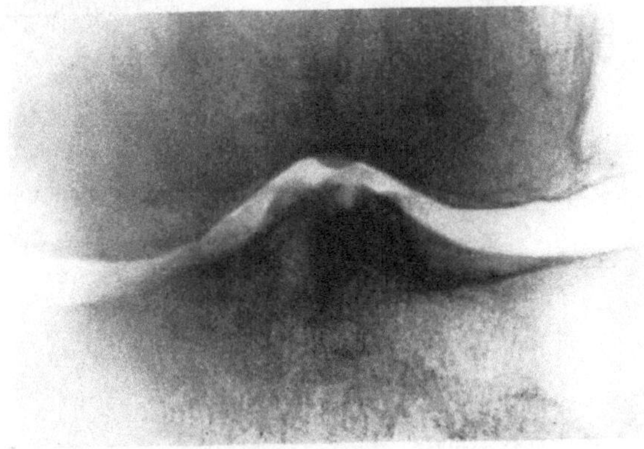

Abb. 27. Pilzförmige Deformierung der Eminentia intercond. mit wolkigen, unscharfen Auflagerungen. Länger zurückliegende vordere Kreuzbandverletzung.

können wir Vergrößerungen und Verbreiterungen, Abplattungen, Zuschärfungen und pilzförmige Auftreibungen beobachten.

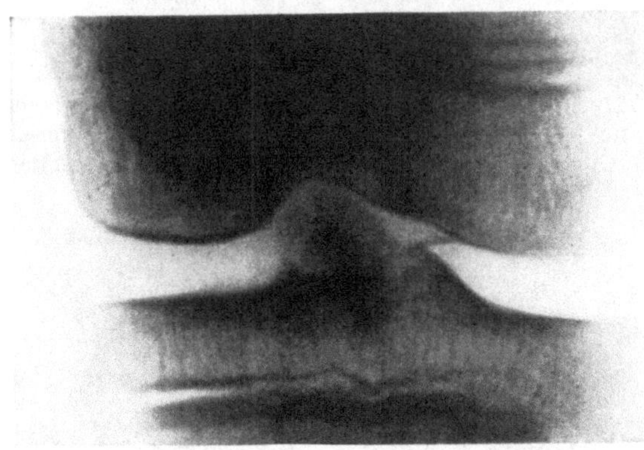

Abb. 28. Ausriß der ganzen Eminentia intercond. bei einem 10jährigen Kinde. Da konservativ das Knochenstück sich nicht in das Knochenbett reponieren ließ, wurde dies operativ befestigt. Das vordere Kreuzband war mit dem Knochenstückchen fest verbunden.

Die einfache Aufnahme des Kniegelenkes in zwei Ebenen ist also für die Diagnostik schon wertvoll. Auf Grund der angeführten Zeichen gelingt es in einem gewissen Prozentsatz, sowohl bei frischen, mehr aber noch bei Spätfällen die Diagnose zu erhärten. F. FELSENREICH konnte bei 13% frischer und 53% älterer Kreuzbandverletzungen die Diagnose stellen. Bei 9% wies der Befund wahrscheinlich auf eine Kreuzbandläsion hin. Damit wird ein beachtlicher Prozentsatz schon radiologisch erfaßt, so daß schon die Leeraufnahme mit großer Sorgfalt sowohl angefertigt, als auch gedeutet werden muß.

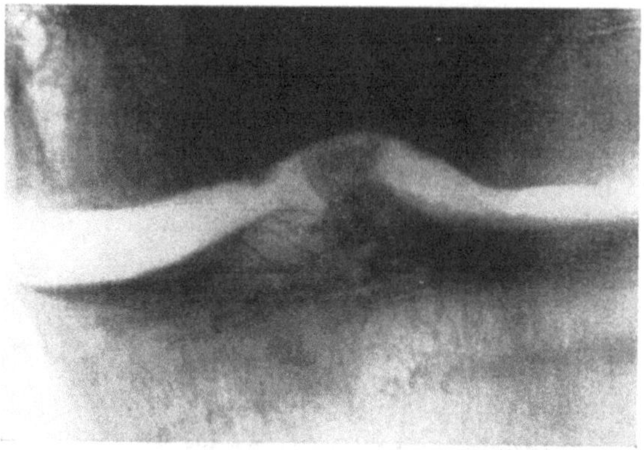

Abb. 29. Älterer Ausriß aus dem medialen Teil der Eminentia intercond.

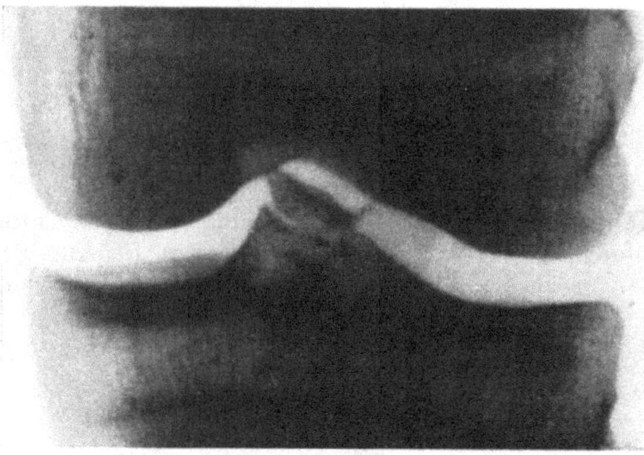

Abb. 30. Frischer Ausriß aus der Eminentia intercond. Auch hier war bei der operativen Versorgung (konservativ keine Einheilung) das vordere Kreuzband mit dem Knochenstückchen fest verbunden.

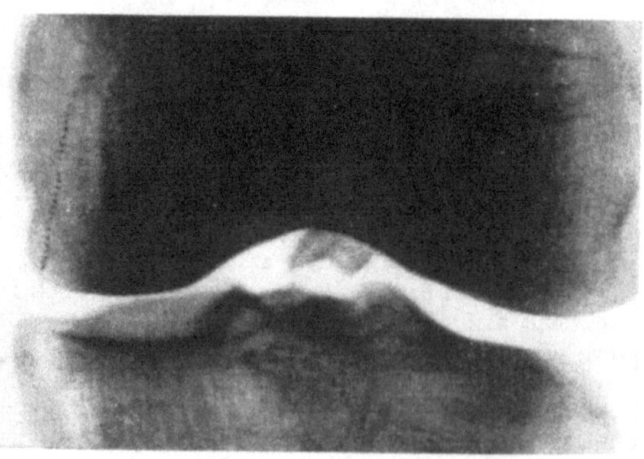

Abb. 31. Ausriß eines Knochenstückchens aus der medialen Zacke der Eminentia. Durch Schrumpfung des vorderen Kreuzbandes hat sich das Knochenstückchen von dem ursprünglichen Knochenbett entfernt. Das Röntgenbild läßt keinen Zweifel an der Diagnose.

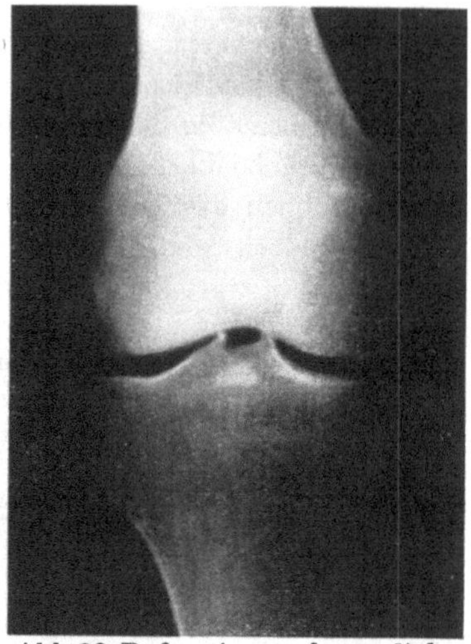

Abb. 32. Deformierung der medialen Zacke der Eminentia intercond. mit einem Ausriß aus der lateralen Zacke. Die Operation bestätigte die klinische und röntgenologische Diagnose: vorderer Kreuzbandriß.

Nach Frik und Kaiser beträgt der Winkel der Kniegelenksbeugung, bei dem die beste Darstellung der Fossa intercondylica zustande kommt, 125 bis 130°. Beugt man das Kniegelenk auf diesen Winkel und richtet den Zentralstrahl unter 150° gegen den Oberschenkel oder 90° gegen den Unterschenkel, so erreicht man eine gute Darstellung der Fossa intercondylica und des übrigen Gelenkraumes. Hier wird die Strahlenrichtung weder Knochen noch Gelenkraum schneiden (s. Abb. 33).

Diese Technik werden wir besonders dann bevorzugen, wenn von der Kontrastmitteldarstellung Gebrauch gemacht werden soll. Die Methode ist in letzter Zeit wesentlich ausgebaut worden, insbesondere haben sich die Autoren Bircher, Schum, Laarmann, Oberholzer, Meyer-Bothing, Stör u. a. m. um die Verbreitung dieser Methode verdient gemacht.

Der Hauptgrund für die Bemühungen um die Verbesserung der Kontrastmitteldarstellung liegt wohl darin, daß die klinische Diagnostik nicht in jedem Falle zuverlässig ist.

Es stehen uns für die Kontrastmitteldarstellung vier Möglichkeiten zur Verfügung:

1. Das Gelenk mit Luft oder Sauerstoff aufzufüllen (Negativverfahren).
2. Die massive Auffüllung des Gelenkes mit einem positiven Kontrastmittel.
3. Das Gelenk mit einem feinen Saum des Kontrastmittels zu überziehen.
4. Die Kombination von 1 und 2.

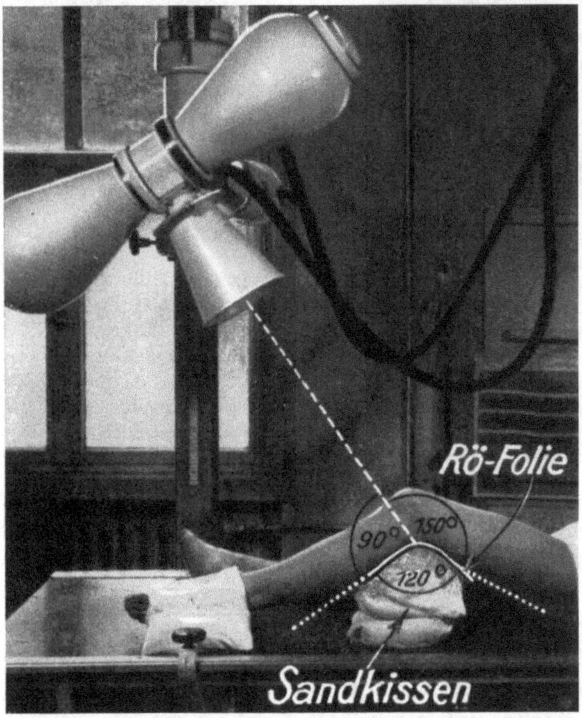

Abb. 33. Günstigste Darstellung der Fossa intercond. des Kniegelenkes.

Sowohl für die Leeraufnahme als auch Kontrastdarstellung wird das Kniegelenk auf ein Sandkissen gelagert, so daß der Unterschenkel in einer Beugung von 120° zu liegen kommt. Zwischen den Sandkissen und der Kniekehle wird eine Röntgenfolie gelegt und der Zentralstrahl unter einem Winkel von 150° gegen den Femur oder 90° gegen die Tibia gerichtet.

Bei der Luftfüllung wird in der Mehrzahl atmosphärische Luft verwandt. Eine Infektionsgefahr besteht hierbei nicht. Es wird ja bei der Eröffnung das Gelenkinnere auch mit Luft in breiter Fläche in Berührung kommen. Fast ganz verlassen ist die massive Auffüllung des Gelenkes mit einem positiven Kontrastmittel.

Über den Wert der Röntgenkontrastdarstellung sind sich die meisten Sachkenner einig, daß die Pneumoradiographie als ein wertvolles und heute wohl unentbehrliches diagnostisches Hilfsmittel zu beurteilen ist. Wir können mit dieser eine Anzahl zweifelhafter Fälle aufklären, wo früher nur die Probeeröffnung Klarheit schaffte. Damit kann manche Gelenkeröffnung erspart bleiben. Die Deutung der Bilder bei der Kontrastdarstellung erfordert große Erfahrung.

Nicht alle Autoren haben sich positiv zu diesem diagnostischen Hilfsmittel einstellen können. So wurde, um weitere Reizung des Gelenkes zu vermeiden, in der Gebhardschen Klinik bewußt auf die Lufteinblasung verzichtet. Felsenreich lehnt die Pneumoradiographie ab, „da das Knie kein Objekt für wissenschaftliche Experimente ist". Neben der Infektion wird besonders auf die Gefahr der Luftembolie hingewiesen, insbesondere als Jakobsohn 1919 einen Todesfall durch Embolie nach Sauerstoffeinblasung erlebt hat. (Die Nadel saß in einem Gefäß.) Die einzelnen Sonderfälle konnten den Wert des Verfahrens, das inzwischen in tausenden von Fällen erprobt wurde, nicht herabmindern.

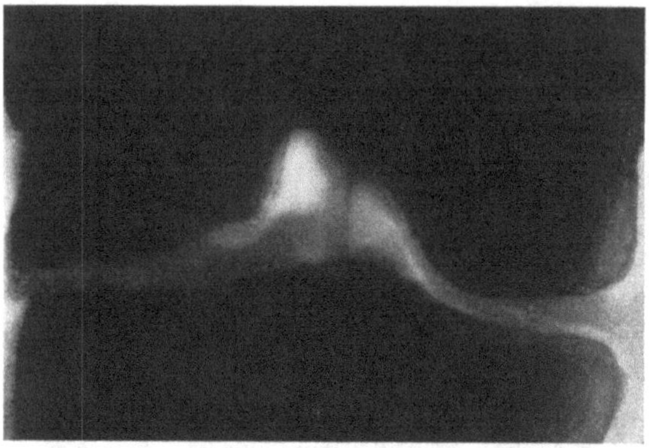

Abb. 34. Röntgenkontrastdarstellung (Luftfüllung) zu Fall 23. Die Aufnahme zeigt, daß das vordere Kreuzband völlig fehlt. Die beiden Schatten links und rechts neben dem Kreuzband sind die ins Gelenkinnere luxierten Teile beider Menisken. Diagnose: Vorderer Kreuzbandriß mit völliger Atrophie der Stümpfe, medialer und lateraler Meniskusriß (Korbhenkelrisse).

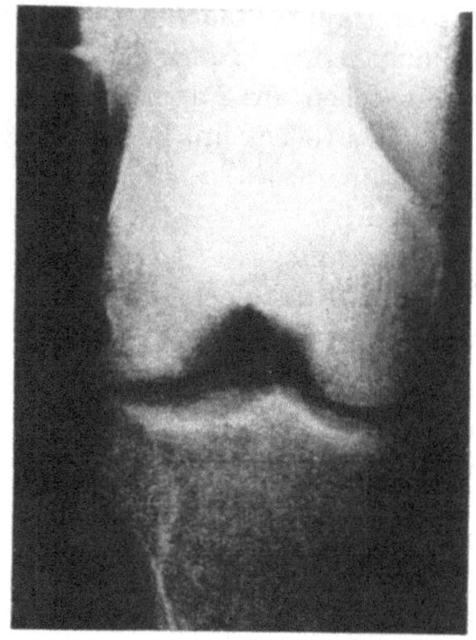

Abb. 35. Röntgenaufnahme desselben Knies wie in Abb. 38, wobei zur besseren Übersichtlichkeit und Orientierung das Wadenbein und die liegende Punktionsnadel sichtbar sind.

Andere Autoren haben sich mehr für die Kombination von Sauerstoff und Perabrodil oder Uroselektan B entschieden (Laarmann).

Viel häufiger wird heute die reine Luftauffüllung angewandt, da diese das einfachste Verfahren darstellt. Wir gehen hierbei so vor, daß wir die Kniepunktion am Röntgentisch unter aseptischen Kautelen vornehmen. Die Nadel muß mit einem Mandrin und Hahn versehen sein. Die Punktionsstelle, die etwa in mittlerer Höhe der Kniescheibe liegt, wird vorher mit 2 bis 4 ccm 2%iger Novocainlösung unempfindlich gemacht. Beim Einstechen der Nadel ist darauf zu achten, daß diese unbedingt im Gelenkraum sitzt, da es sonst zu emphysemartigen, streifenförmigen Aufhellungen im Gewebe kommt. Die Nadel muß also etwas schräg nach oben geführt werden, damit auch nicht der Hoffasche Fettkörper angestochen wird. Man kann sich die Punktion noch mit einem von Schaer angegebenen Handgriff erleichtern, indem die linke Hand die Kniescheibe zur Punktionsstelle drängt. Dadurch hebt sich der mediale Teil der Kniescheibe. Nachdem der Erguß abpunktiert ist, wird etwa 80 ccm Luft eingeführt. Anschließend erfolgt die Röntgenaufnahme des Kniegelenkes in einer Stellung wie bei der Leeraufnahme, d. h. in einer Beugung des Kniegelenkes von 120°.

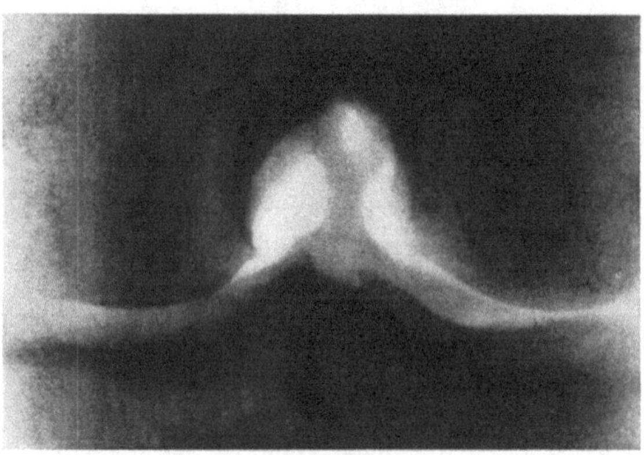

Abb. 36. Röntgenkontrastdarstellung (Luftfüllung) zu Fall 7. Das vordere Kreuzband ist teilweise vom femoralen Ansatz abgerissen.

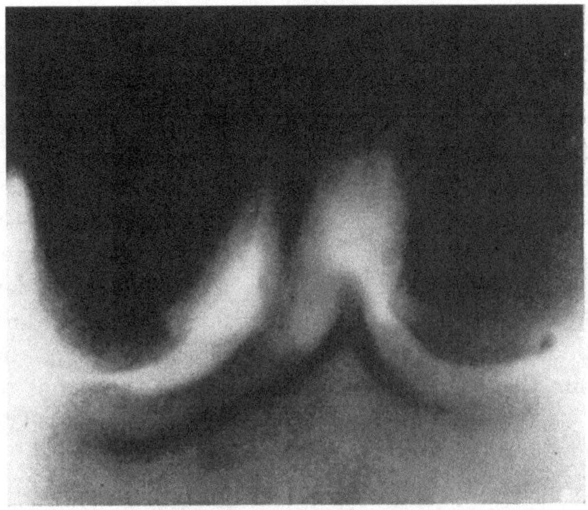

Abb. 37. Kreuzbänder von vorn aufgenommen. Das hintere Kreuzband ist gut erkennbar, während das vordere Band nur teilweise sichtbar ist (Luftfüllung).

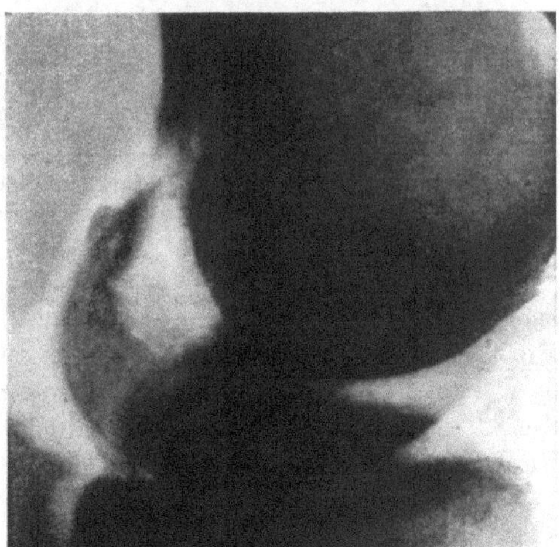

Abb. 38. Abriß von dem femoralen Ansatz nach Luftfüllung erst sichtbar. Diagnose: Abriß des vorderen Kreuzbandes vom proximalen Ansatz.

STARK konnte an Leichenknien die Verlaufsrichtung der Kreuzbänder bei Beugung und Streckung gut nachweisen. Das hintere Kreuzband stellt sich bei zunehmender Beugung immer steiler; das vordere Kreuzband dagegen immer flacher dar. Bei Streckung ist es umgekehrt. Das hintere Kreuzband wird sich also in Beugung bei der Kontrastdarstellung gut darstellen. Demgegenüber wird das vordere Kreuzband bei Streckung, wenn es am meisten projektionsgerecht steht, wegen Knochenüberlagerung nicht zur Darstellung kommen.

Da jede Kniegelenkseröffnung einen nicht ganz unbedeutenden Eingriff darstellt, der in einem gewissen Prozentsatz Störungen hinterlassen kann, sollte die Indikation zur Operation nur nach Ausschöpfung aller diagnostischen Möglichkeiten gestellt werden. Die diagnostische Sicherheit einzelner Kliniken wird zwischen 70 und 90% angegeben. In bezug auf die Kreuzbandverletzung erscheint diese Prozentzahl ohne Anwendung der verfeinerten Diagnostik zu hoch, da das Schubladenzeichen, wie erwähnt, nicht beweisend ist. Diese Unsicherheit kann nach STARK durch die Pneumoradiographie weitgehendst behoben werden, da man „in der Pneumoradiographie tatsächlich ein ausgezeichnetes Mittel zur Verfügung hat, durch Darstellung der Binnengebilde des Kniegelenkes, die Diagnostik ganz wesentlich zu fördern". Ebenso preist BIRCHER die Pneumoradiographie mit der es ihm gelang, zahlreiche Kreuzbandverletzungen zu erkennen (s. Abb. 34, 35, 36. 37, 38).

Auch wir wenden die Pneumoradiographie an, wenn auch nicht in diesem Maße, wie es von den Verfechtern der Methode empfohlen wurde. Wenn man die Abbildungen von Kreuzbandverletzungen einer genauen Betrachtung unterzieht, so sind diese keineswegs sehr überzeugend. Hierzu kommt noch, daß die Darstellung des vorderen Kreuzbandes nicht so gut gelingt, wie die des hinteren, obwohl die Verletzungen des vorderen Bandes wesentlich häufiger anzutreffen sind. Somit ist hier ein Unsicherheitsfaktor vorhanden, der um so schwerer wiegt, als die Bandstümpe nach Durchtrennung des vorderen Kreuzbandes sehr häufig der Atrophie anheim fallen. Obwohl der klinische Befund bei diesen Fällen eindeutig ist, wird die Kontrastdarstellung keine Klarheit schaffen. Vorteilhafter ist diese dort, wo die verfeinerte Diagnostik zu keiner Klärung führt. Hier kann die Kontrastdarstellung in Verbindung mit der Vorgeschichte und dem klinischen Befund zur Sicherung der Diagnose beitragen. Es wäre unverantwortlich, allein aus dem Kontrastbild die Operationsindikationsstellung zu beschließen. Bei klarer, klinischer Diagnose darf das Kontrastbild nur bekräftigend an der Anzeigestellung zur Operation mitwirken.

Diese kritische Einstellung zur Methode bezweckt nicht den Wert dieses Verfahrens zu schmälern. Es soll lediglich auf die Grenzen der Möglichkeiten der Kontrastmethode hingewiesen werden, damit nicht unter dem Eindruck einiger typischer Verletzungsbilder (Röntgenkontrastbilder) die Vorstellung aufkommt, daß uns hier eine Methode zur Verfügung steht, mit deren Hilfe die Diagnose einwandfrei möglich sei.

Wenn wir zusammenfassend den Wert der Pneumoradiographie bei Kreuzbandverletzungen darstellen, ergibt sich folgendes Bild:

Pneumoradiographie:

Klinische Diagnose: Kreuzbandverletzung	spricht für Kreuzbandverletzung	spricht gegen eine Kreuzbandverletzung
1. einwandfrei	Bestätigung der klinischen Diagnose	darf nicht diagnostisch verwertet werden
2. unsicher	Diagnose: Kreuzbandverletzung	keine Kreuzbandverletzung
3. kein Anhalt	darf nicht diagnostisch verwertet werden	Bestätigung der klinischen Diagnose

Abschließend kann also gesagt werden: Die Pneumoradiographie leistet gute Dienste bei klinisch unsicherer Diagnose. Da sie nicht gefährlich ist, soll sie auch bei unklaren Kniegelenkstörungen angewandt werden. Man darf aber ihren Wert nicht überschätzen, da Unklarheiten verhältnismäßig häufig vorhanden sind. Wir können den Ausspruch von STARK nur bestätigen: „Die Kontrastdarstellung ist nur ein Glied in der Kette diagnostischer Möglichkeiten mit dem Ziel, dem Kranken zu helfen“.

IX. Differentialdiagnose

Bevor wir uns bei einer Kreuzbandschädigung zu einer, sei es konservativen oder operativen Behandlung entschließen, müssen gewisse differentialdiagnostische Überlegungen angestellt werden. Wir stehen auf dem Standpunkt, daß operative Eröffnungen des Kniegelenkes aus diagnostischen Gründen möglichst vermieden werden sollen. Wenn auch heute in der Ära der Asepsis und des Penicillins eine Knieeröffnung nicht mehr einen so schwerwiegenden Eingriff darstellt, so können doch Komplikationen eintreten, sei es, daß eine unerkannte Knieaffektion zum Aufflackern kommt, sei es, daß es zur Auslösung der SUDECKschen Porose mit hartnäckigen Schwellungen, Ergüssen, Kapselverdickungen und Versteifungen kommt. Solch ein einziges, unglückliches Ereignis wird auch durch eine Serie guter und gelungener Knieoperationen nicht wett gemacht. Es kann dadurch nicht nur das Vertrauen zu der betreffenden Klinik, sondern allgemein auch zu Knieoperationen genommen werden. Es muß aber zugegeben werden, daß eine, wenn auch geringe Prozentzahl mit Hilfe aller diagnostischen Möglichkeiten nicht zu klären ist. Es wird dann die Probeeröffnung allein die Diagnose sichern oder entkräften.

Bei den Kreuzbandverletzungen werden insbesondere diejenigen zu differentialdiagnostischen Überlegungen Anlaß geben, deren Unfallereignis oft Jahre zurückliegt und unbestimmte Symptome aufweisen. Das sogenannte „Reizknie" kann mit seinen uncharakteristischen Zwischenzuständen das Bild des Kreuzbandschadens völlig überdecken. Der Verletzte klagt über zeitweise Einklemmungen, Schwellungen und Unsicherheit. Aber auch nach einfachen Distorsionen des Knies ohne gröbere Gewebsschädigung, kann es zur Auslösung eines „Reizknies" kommen. Die exakte Erhebung der Anamnese und die verstrichene Zeit seit dem Unfallereignis werden es uns ermöglichen, zu klären, ob dem sogenannten „Reizknie" eine Kreuzbandläsion oder lediglich eine Zerrung zugrunde liegen.

Wir erwähnten bei der Diagnostik, daß ein häufiges Symtom der Kreuzbandverletzung der Druckschmerz zu beiden Seiten des Lig. patellae ist. Diesen Druckschmerz findet man auch bei Veränderungen des infra-patellaren Fettkörpers, so daß man sich hier die Frage vorlegen wird, ob das eine oder das andere oder beides, d. h. eine Kreuzbandverletzung und eine Mitbeteiligung des Hoffaschen Fettkörpers vorliegen.

Hoffa hat im Jahre 1904 auf die entzündliche, fibröse Hyperplasie des infrapatellaren Fettkörpers aufmerksam gemacht.

Man findet am gesunden Kniegelenk hinter dem Kniescheibenband drei Synovialfalten: Die beiden Plicae alares und die Plicae Synovialis patellaris. Die Falten bestehen aus Fettgewebe und sind mit Synovialis bedeckt. Auf dem Durchschnitt sieht das Fettgewebe wie ein Keil aus, der sich zwischen die Flächen des Femurs, der Tibia und Kniescheibe einschiebt. Es zeigt ein zartes Netz von Bindegewebszügen, zwischen welchen die einzelnen Fettläppchen liegen. Das normale infrapatellare Fettgewebe kann gelegentlich in eine entzündliche Hyperplasie geraten. Nach Hoffa handelt es sich um einen Entzündungsprozeß, wobei das unter dem Endothel liegende Fettgewebe durch ein entzündliches Granulationsgewebe ersetzt wird. Letzteres wird wiederum in Bindegewebe umgewandelt.

Das Zustandekommen muß man sich so vorstellen, daß durch das Trauma im Fettgewebe kleine Blutungen entstehen, wodurch neue Reize zu weiteren zelligen Infiltrationen des Gewebes gesetzt werden. Die Volumenzunahme führt dazu, daß sich die vergrößerten Zotten zwischen die Femurkondylen und die Tibiagelenkfläche einklemmen.

Die entzündliche, fibröse Hyperplasie des Hoffaschen Fettkörpers kann also durch direkte Traumatisierung des Fettkörpers zustande kommen. Sie kann aber auch nur als Begleiterscheinung, einer längere Zeit zurückliegenden Meniskus- oder Kreuzbandverletzung, infolge des chronischen Reizzustandes, auftreten.

Die Differenzierung dieser beiden Möglichkeiten wird durch eine genaue klinische Untersuchung gegeben sein. Nach unseren Erfahrungen ist der Hoffa-Körper bei Verletzungen des vorderen Kreuzbandes sehr häufig mitbefallen, wenn es auch nicht immer zu der starken Volumenzunahme, wie ihn Hoffa beschrieb, kommt.

Im Rahmen dieser Arbeit interessieren uns besonders Veränderungen dieses Fettkörpers in Begleitung einer Kreuzbandverletzung. Schon makroskopisch fanden sich solche Veränderungen im Sinne einer braunroten Verfärbung und Sklerosierung. Da wir aus Gründen der besseren Übersicht in verschiedenen Fällen bei Operationen den Fettkörper entfernt hatten, konnten wir damit auch mikroskopische Untersuchungen durchführen.*

Befund zu Fall 1. Sch., Nikolaus: Der Fettkörper zeigt frische und ältere Blutungen, reichlich Hämosiderin speichernde Zellen und eine dichte, besonders perivaskuläre Rundzellinfiltration (s. Abb. 39).

Diagnose: Chronische inspezifische Entzündung und frische und ältere Blutungen des Fettkörpers.

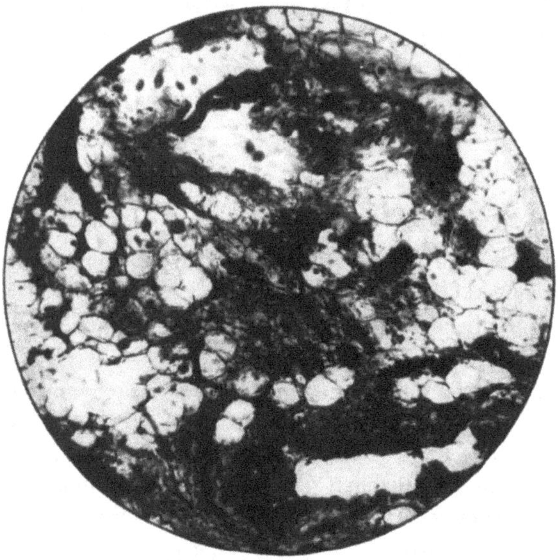

Abb. 39. Histologischer Schnitt aus einer Zotte des HOFFAschen Fettkörpers.

Befund zu Fall 3. W., Hermann: Es finden sich ausgedehnte perivaskuläre Rundzellinfiltrate, einzelne dichte Herde mit Hämosiderin speicherden Histiozyten und kleinen benachbarten Herden mit feintropfig verfetteten Histiozyten. Offenbar junge Fibrozyten zeigen in größeren unscharf abgegrenzten Gebieten ebenfalls eine geringe, feintropfige Verfettung. Teile des Fettgewebes sind wahrscheinlich zu kernarmen Bindegewebe umgewandelt.

Diagnose: Restzustand nach traumatischer Schädigung des HOFFAschen Fettkörpers mit perivaskulären Rundzellinfiltraten, Hämosiderinablagerung und geringer Fibrose.

Befund zu Fall 21. W., Charlotte: Das Bindegewebe ist narbig verdickt und an mehreren Stellen finden sich ausgedehnte Rundzellinfiltrate und Gefäße.

Diagnose: Narbige chronische Veränderungen des HOFFAschen Fettkörpers.

So kann das ganze Fettgewebe durch Bindegewebe ersetzt werden, wie z. B. in folgenden Fall:

Es findet sich kein Fettgewebe mehr, nur sehr kernarmes, faserreiches, meist recht dichtes Bindegewebe. Die darin gelegenen Arteriolen sind mehrfach in ihrer Wand bis zum völligen Verschluß bindegewebig hyalinisiert.

Diagnose: Ausgedehnte fibröse Umwandlung des Fettkörpers mit zum Teil verschließender Hyalinose von Arteriolen als Restzustand nach traumatischer Schädigung.

Veränderungen am HOFFAschen Fettkörper fanden sich besonders bei Kreuzbandverletzungen, bei denen der Riß des Bandes durch ein direktes Aufschlagen des Kniegelenkes entstanden war. Hierbei kommt es zur Traumatisierung des Fettkörpers und den anschließenden bereits beschriebenen Veränderungen in diesen.

Viel seltener wird das von JOHANNES MÜLLER beschriebene sogenannte Lipoma aboreszens gefunden, worunter man sich eine Wucherung und fettige Infiltration von Gelenkzotten vorstellt, die so hochgradig sein kann, daß das ganze Gelenk von diesen Zotten ausgefüllt wird.

* Für die Untersuchungen möchte ich dem Direktor des Path. Institutes Herrn Prof. Dr. med. habil. BAHRMANN besonders danken.

Praktisch kaum in Erscheinung wird das von Franz König beschriebene „Solitäre Lipom des Kniegelenkes" treten. Es ist eine echte Geschwulstbildung, die sich aus dem subsynovialen Fettgewebe entwickelt.

Daß Seitenbandverletzungen häufig Anlaß zu Verwechslungen mit Kreuzbandschädigungen geben, geht schon daraus hervor, daß bei beiden Verletzungsarten das Schubladenphänomen auftreten kann. Welche Möglichkeiten uns zur Verfügung stehen, eine differentialdiagnostische Klärung herbeizuführen, wurde bei der Diagnostik beschrieben. Es sei nur erwähnt, daß in frischem Stadium die Seitenbandverletzung neben dem typischen Druckschmerz am Epicondylus und dem fehlenden oder nur geringen Gelenkerguß durch das Anschlagen der Gelenkflächen bei Ab- oder Adduktionsbewegungen zu erkennen ist. Nach 4 bis 5 Wochen wird außerdem der bekannte Stieda-Schatten zu sehen sein.

Die isolierte Meniskusverletzung läßt sich klinisch im allgemeinen gut von der Kreuzbandverletzung abgrenzen. Hier sind die bekannten Meniskuszeichen von Steinmann, Bragard, Böhler mit dem konstanten Druckschmerz am inneren Gelenkspalt charakteristisch. Eine Schubladenbewegung tritt bei der Meniskusverletzung nicht auf. Differentialdiagnostische Schwierigkeiten treten erst dann auf, wenn ein kombinierter Schaden: Kreuzband- und Meniskusverletzung vorliegt. Als Beispiel einer kombinierten Verletzung möchten wir auf die von uns operierten Fälle 2, 29 und 23 verweisen. Hier waren zum Teil nicht nur der innere, sondern auch der äußere Meniskus korbhenkelartig gespalten, obwohl bei den klinischen Untersuchungen die Meniskusverletzung nicht immer nachweisbar war. Es fanden sich auch keine Einklemmungserscheinungen.

In vielen Fällen wird schon die Beachtung der Anamnese eine Differenzierung ermöglichen. Während Kreuzbandverletzungen durch schwere, direkte Traumen entstehen, spielt bei der Meniskusverletzung die Rotation des Oberschenkels gegenüber dem festgehaltenen Unterschenkel die Hauptrolle beim Zustandekommen der Verletzung.

Sowohl Meniskus- als auch Kreuzbandverletzungen können Einklemmungserscheinungen verursachen. Wir kennen aber noch ein Krankheitsbild am Kniegelenk, und zwar die Osteochondritis dissecans, die durch Bildung freier Gelenkkörper ganz ähnliche Einklemmungen verursachen kann. Man muß also bei der Differentialdiagnose an dieses Krankheitsbild denken, zumal Kreuzbandverletzungen, die mit einem Knochenausriß aus der Tibia oder aus dem Femur einhergehen, ganz ähnliche Symptome wie bei der Osteochondritis aufweisen können. Bei beiden finden wir rezidivierende Ergüsse, Schwäche und Unsicherheit, Muskelschwund, sowie Gelenksperren. Bei der echten Gelenkmausbildung werden bei der Untersuchung die typischen Kreuzbandzeichen, insbesondere die Schubladenzeichen, bei Innenrotation des Unterschenkels fehlen. Der Patient wird meist selbst schon die Verschieblichkeit des freien Körpers beobachten und schildern können. In der Röntgenaufnahme, insbesondere bei der Kontrastdarstellung, haben wir ein Mittel, uns vor Fehldiagnosen zu schützen.

Daß eine Kreuzbandverletzung auch durch eine angeborene Bänderschwäche vorgetäuscht werden kann, wurde bereits erwähnt. Hier wird die einfache vergleichende Untersuchung beider Kniegelenke die Diagnose klären.

Vollständigkeitshalber muß noch an entzündliche Erkrankungen wie Lues, Tabes, Tbc. und Arthritis gedacht werden. Die allgemeine Untersuchung des ganzen Körpers, die auch hier nicht unterbleiben darf, schützt uns vor Verwechslungen.

Gelingt es uns nicht, die Diagnose eindeutig zu sichern und die Probearthrotomie in Erwägung gezogen wird, so darf diese bei dem geringsten Verdacht auf eine entzündliche Affektion im Kniegelenk auf keinen Fall durchgeführt werden, denn es kann durch die Knieeröffnung eine ganze Kette von Komplikationen ausgelöst werden, um schließlich mit der Ablatio fem. zu enden.

X. Behandlung der Kreuzbandverletzungen

Wenn wir uns der Behandlung der Kreuzbandverletzungen zuwenden und die Zweckmäßigkeit der konservativen oder operativen Behandlung erörtern, so ist zunächst die Frage zu klären, ob ein verletztes Kreuzband wieder heilen kann oder nicht. Wir wissen, daß bei einer Meniskusverletzung, z. B. einem Korbhenkelriß, eine Heilung auch bei langer Ruhigstellung nicht eintritt, und daß der Meniskus dann entweder reseziert oder exstirpiert werden muß. Demgegenüber ist bekannt, daß die Kreuzbänder im Vergleich zu den Menisken wesentlich besser mit Blut versorgt sind.

Auf die Gefäßversorgung der Kreuzbänder wurde bereits hingewiesen. Erwähnt sei nur, daß das hintere Kreuzband besser als das vordere mit Blut versorgt ist, und daß die Ernährung an den Ansätzen eine bessere als im Verlauf des Bandes ist. Bei einem Ausriß des femoralen Ansatzes verliert das vordere Kreuzband die Haupternährungsquelle.

Die Frage, ob ein lädiertes Kreuzband heilen kann, wurde daher von Payr und anderen bejaht. Pfab bestreitet dies auf Grund seiner experimentellen Versuche an Kaninchen. Andere Sachkenner haben sich dieser Auffassung angeschlossen, indem sie die Beobachtung machten, daß ein abgerissenes oder durchtrenntes Band einer sehr schnellen Atrophie anheim fällt. Aus diesem Grunde fordert Perthes, daß frühzeitig die Indikation zur Operation gestellt werden müsse. Auch Wittek betont, daß bei einem vollkommenen Abriß ein totaler Schwund des Bandes eintreten kann. Oftmals bleiben nur Reste des Bandes an beiden Ansätzen bestehen. Die gleichen Beobachtungen konnte Matti bei Spätfällen von Kontinuitätsrissen machen, indem er die zerrissenen Partien atrophisch und aufgefasert fand. Ähnliche Ergebnisse fanden auch wir bei unseren operierten Fällen und es besteht wohl kein Zweifel, daß ein völlig durchtrenntes Kreuzband einem sehr raschen Schwund anheim fällt. Demgegenüber ist der Gegenbeweis der Ausheilung eines zerrissenen Kreuzbandes u. E. weder experimentell noch klinisch erbracht worden. Dieser Beweis könnte nur dann erbracht werden, wenn ein autoptisch festgestellter Kreuzbandriß bei einer späteren Eröffnung ausgeheilt vorgefunden wird. Es genügt nicht die klinische Feststellung eines Kreuzbandrisses durch das Schubladenphänomen, wobei man bei einer späteren Untersuchung von einer „Ausheilung", d. h. Heilung des Kreuzbandes spricht. Wir wissen ja, daß bei guter Muskelkraft und intakten Seitenbändern der Kreuzbandschaden durch diese kompensiert werden kann („Kompensierter Kreuzbandschaden").

Aus diesen Erwägungen ergibt sich die Behandlung der frischen Kreuzbandverletzung: Das Kniegelenk genügend lange ruhig zu stellen, in der Hoffnung, einen kompensierten Kreuzbandschaden und damit ein stand- und beugefestes Gelenk zu bekommen. Dieser konservative Standpunkt bei frischen Verletzungen wird noch dadurch bekräftigt, daß wir durch die klinische Untersuchung nie den Grad der Beschädigung des Bandes einwandfrei erkennen können. Ein ausgerissenes Band mit einem Knochenstückchen oder ein länglich eingerissenes und überdehntes Band, kann bei genügend langer Ruhigstellung ausheilen.

In der Praxis gehen wir folgendermaßen vor:

Das frisch verletzte Knie wird zunächst auf einer BRAUNschen Schiene gelagert, bis sich der Bluterguß aufgesogen hat. Dies dauert etwa 10 bis 14 Tage, wobei wir das Zurückbilden des Hämatoms mittels Hyperämisierung, feuchter Umschläge und später trockener Wärme (Lichtbügel), zu beschleunigen versuchen. Ist nach dieser Zeit der Erguß noch nicht verschwunden, so wird er abpunktiert. Steht nun die Diagnose fest, wird eine Gipshülse in Streckstellung des Kniegelenkes angelegt. Die Zeit der Ruhigstellung in der Gipshülse beträgt 10 Wochen. Der Patient soll mit dieser Hülse umhergehen (s. Abb. 40).

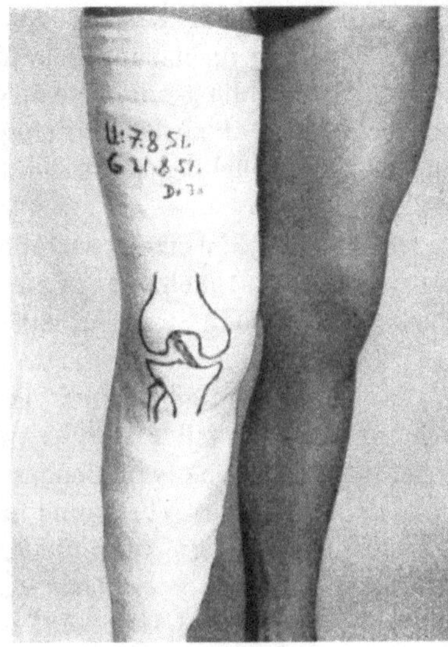

Abb. 40. Ruhigstellung einer frischen Kreuzbandverletzung durch eine Gipshülse. Die Hülse reicht von oberhalb der Knöchelgabel bis zur Trochantergegend. Die Zeit der Ruhigstellung beträgt 8 bis 10 Wochen.

Anschließend nach Abnahme des Gipsverbandes wird eine aktive Bewegungstherapie eingeleitet, bis das Knie wieder in vollem Umfange beweglich ist. Bei der konservativen Behandlung können Kreuzbänder unter den bereits erwähnten Bedingungen entweder heilen oder brauchen als kompensierte Kreuzbandschäden keine funktionellen Störungen zu hinterlassen. Dieser konservative Standpunkt wird auch von den meisten Sachkennern gebilligt. Die Befürworter der frühzeitigen Operation bei frischen Verletzungen konnten sich nicht durchsetzen, denn der Ersatz oder die Wiederherstellung eines gerissenen Kreuzbandes erfordert wesentlich größere und eingreifendere Maßnahmen als es bei Meniskus- oder Seitenbandverletzungen der Fall ist.

Es darf bei einem Meniskusriß mit Luxation des abgerissenen Stückes nicht unnötig viel Zeit verloren gehen oder abgewartet werden, da man mit konservativen Maßnahmen nie eine völlige Heilung erreicht. Hier bedeutet die Frühoperation für das Gelenk keinen Nachteil, insbesondere da die Resektion des luxierten Teiles sich denkbar einfach gestaltet.

Demgegenüber kennen wir bei Kreuzbandverletzungen keine Indikation zur Frühoperation. Auch die Mitschädigung der Seitenbänder bildet hier keine Ausnahme. Namhafte Autoren wie DENK, PETIPIERRE, BÖHLER und KRÖMER vertreten bei Verletzungen der Kreuzbänder ebenfalls den konservativen Standpunkt. Es muß nur das Knie frühzeitig und genügend lange ruhiggestellt werden.

Wenn nach Abschluß der Behandlung der Verletzte beschwerdefrei wird und uns schildert, daß er weder beim Treppensteigen noch in Hockstellung keinerlei Störung der Stabilität empfindet, so hat die konservative Behandlung ihren Zweck erreicht. Wir haben bei klinisch einwandfreier Diagnose und diesem Vorgehen stabile stand- und beugefeste Kniegelenke erreichen können. Insbesondere werden wir bei denjenigen Kreuzbandverletzungen eine Heilung erzielen, die nur partiell eingerissen oder mit einem Knochenstückchen ausgerissen waren. Demgegenüber müssen wir die Fälle, die als totale Durchrisse eines oder beider Bänder erkannt und zunächst auch konservativ „gut" ausgeheilt wurden („kompensierte Verletzungen"), mehr im Auge behalten. Wenn auch die Seitenbänder die Funktion der Kreuzbänder übernommen haben, so sind im Grunde genommen die Kreuzbänder keine entbehrlichen Bänder. Ein erneutes Trauma in Form einer Zerrung oder Dehnung der Seitenbänder wird das verletzte Knie in den Zustand der „Dekompensation" mit allen typischen Zeichen und Beschwerden bringen. Wir konnten diese Erfahrungen bei verschiedenen Verletzten machen, insbesondere bei jüngeren Leuten, die ihr Knie entweder beruflich oder sportlich sehr beanspruchten.

Bei diesen Rezidivverletzungen stehen wir auf dem Standpunkt, daß eine konservative Behandlung nicht zum Ziele führt und es wird daher nicht unnötig Zeit mit Ruhigstellung, Bestrahlung oder Massage verloren. Selbstverständlich wird sich auch die konservative Behandlung bei denjenigen Verletzungen ausschließen, bei welchen der Unfall längere Zeit zurückliegt, das heißt, wenigstens ½ Jahr, wo primär die Diagnose nicht gestellt wurde.

Das größte Kontingent zur operativen Behandlung stellen bei weitem Verletzungen, die vier, fünf und mehr Jahre zurückliegen. Hier hat sich der Verletzte bereits an sein Wackelknie gewöhnt und hat alle Behandlungsarten von der einfachen Einreibung bis zur Ultraschallbehandlung ausprobiert. Er ist verschiedentlich davon überzeugt worden, daß es sich um ein rein rheumatisches Leiden handelt, wenn er auch mit dieser Erklärung nicht immer ganz einverstanden war. Der Verletzte wird oftmals ganz präzise die Unsicherheit des Gelenkes in Beugestellung, die sagittale Verschieblichkeit des Tibiakopfes schildern, so daß bei Würdigung und Beachtung dieser Schilderung die Diagnose gestellt werden müßte. Selbst wenn die Art der Verletzung schon primär klar war, so ist doch vielfach die Scheu vor der Operation am Knie, sowohl bei Patienten als auch beim Arzt so tief verwurzelt, daß sich beide in der Ablehnung jeglichen Eingriffes einig sind.

So wird aus dem Gesagten für folgende Kreuzbandverletzungen die Operationsindikation gestellt:

1. Verletzungen, die trotz genügend langer Ruhigstellung (10 Wochen) nicht ausheilen.
2. Verletzungen, die nach konservativer Behandlung ein standfestes Knie aufweisen, aber nach einem erneuten Trauma wieder dekompensiert in Erscheinung treten.
3. Nichterkannte Verletzungen, die mindestens ½ Jahr oder noch länger zurückliegen.

Bei dieser in groben Zügen aufgezeichneten Operationsindikationsstellung muß, bevor zur Operation geschritten wird, eine Untersuchung des ganzen Verletzten erfolgen, ob nicht eine Kontraindikation gegen die Operation besteht. Als erstes wäre die fortgeschrittene Arthrosis deformans mit übermäßiger Abnutzung der Gelenkflächen zu nennen. Diese muß erhebliche Grade erreicht haben, so daß von der Operation ein Erfolg nicht mehr zu erwarten sein wird. Wir scheuen uns dagegen nicht, bei leichter oder mäßig schwerer Arthrosis einen Eingriff vorzunehmen, da die Ursache dieser in den meisten Fällen in der Verletzung des Kreuzbandes liegt. Wenn hier die Ursache des Reizzustandes beseitigt werden kann, so wird eine Besserung der Beschwerden erwartet werden können.

Als weiteren Grund gegen die Vornahme der Operation wäre die schwere Arteriosklerose mit Durchblutungsstörungen zu betrachten. Es müssen auch andere periphere Durchblutungsstörungen vor der Operation ausgeschaltet werden. Die Arteriosklerose tritt meistens jenseits des 50. Lebensjahres auf, also in einer Altersgrenze, in welcher wir mit der Indikation zur Operation von vornherein vorsichtig sind. Bei unserer Anzeigestellung hielten wir uns an eine Altersgrenze von 55 Jahren und gingen nur über diese Grenze hinweg, wenn der allgemeine Körperzustand, der Gesundungswille und die berufliche Leistungsfähigkeit den Eingriff für erfolgversprechend hielten.

H. von Brücke begrenzte die Indikationsstellung wesentlich enger. Als Gegenanzeige gilt bei ihm:

1. das Alter über 25 Jahre, weil die lange Ruhigstellung nur durch ein jugendliches Gelenk vertragen wird;
2. bestehende arthritische Veränderungen;
3. ungenügender Gesundungswille.

Mit dieser engen Anzeigestellung zur Operation können wir uns nicht einverstanden erklären, insbesondere nicht mit der Altersbegrenzung von 25 Jahren. Bei unserem Operationsgut waren nur wenige unter dieser Altersgrenze. Die meisten Patienten waren über 25 Jahre.

Von E. Bircher wird die Indikation weiter gestellt: Er operiert nicht bei höherem Alter als 50 Jahre, bei intraartikulären Frakturen und bei chronischen Erkrankungen, wie z. B. Diabetes.

Als weitere Gegenindikation zur Vornahme der Operation betrachten wir eine stark ausgeprägte Fettleibigkeit sowie ausgedehnte Varizenbildung. Nicht nur die postoperativen Komplikationen, sondern auch die Zweifel an der Dauerheilung wegen der schwierigen Nachbehandlung und statischen Überlastung, legen uns diese Zurückhaltung auf.

Es erübrigt sich zu erwähnen, daß entzündliche Affektionen sowie Thrombophlebitis eine Gegenindikation zur Operation bilden. Wenn wir die Operation, die eine Wiedervereinigung oder Wiederherstellung des geschädigten Kreuzbandes erstrebt, beschließen, so ist es unsere Pflicht, den Verletzten darüber aufzuklären, welche Erwartungen er an diesen Eingriff knüpfen darf. Bei einigen Patienten wird von vornherein eine gewisse Abwehrstellung gegen die Knieoperation vorhanden sein. Die Angst vor einer Versteifung ist nicht gering, so daß aus diesem Grunde schon im allgemeinen wenig Vertrauen zu diesem Eingriff herrscht. Andererseits scheint es uns nicht berechtigt, dem Verletzten gegenüber zu behaupten, daß es sich nur um einen kleinen Eingriff, wie etwa bei der Meniskusentfernung, handelt.

Wenn man auch behaupten kann, daß die Prognose bei Kreuzbandoperationen als gut zu bezeichnen ist, so scheint es doch unerläßlich, den Verletzten nicht darüber im Zweifel zu lassen, daß es sich um einen größeren Eingriff handelt, der auch einer längeren Nachbehandlung bedarf.

Wir haben die Erfahrung machen können, daß dieses offene Gegenübertreten nicht nur das Vertrauen zum Operateur verstärkt, sondern auch eventuelle spätere Vorwürfe von seiten des Operierten erspart.

Welche Erwartungen kann nun der Verletzte an die Operation stellen. Man kann wohl heute behaupten, daß der prognostische Ausspruch Goetjes: „Allgemein genommen sind die Aussichten eines solchen Knies für die Funktion schlecht“ keine Gültigkeit besitzt. Seitdem von Goetjes diese Prognose gestellt wurde, ist an Tausenden von Kreuzbandplastiken der Gegenbeweis erbracht worden. Damit soll aber auch nicht behauptet werden, daß eine Knieeröffnung, mit einem mehr oder weniger komplizierten Verfahren zur Wiederherstellung der Kreuzbänder, einen vollkommen harmlosen Eingriff darstellt. Auch im Zeitalter des Penicillins müssen hier ebenso die allgemein chirurgischen Grundsätze, die für eine Gelenkeröffnung Gültigkeit haben, als auch die mechanisch-physiologischen Bedingungen der neugebildeten Bänder beachtet werden. Unter diesen Voraussetzungen muß die Prognose als gut bezeichnet werden. In der sportlichen Betätigung haben wir einen sehr feinen Gradmesser, der uns die Leistungsfähigkeit des Verfahrens anzeigt. Dieser wird sich leider nicht allzuoft anwenden lassen, denn der aktive Sportler wird mit dem Zeitpunkt der Kreuzbandverletzung mit seinen Leistungen nachlassen. Bis zum Zeitpunkt der Operation sind dann meist drei, vier Jahre vergangen, und er wird nach dieser Zeit kaum mehr zum aktiven Sport zurückkehren.

Bei jüngeren Patienten und bei frühzeitiger Stellung der Diagnose muß man von der Operation erwarten können, daß eine spätere, sportliche aktive Betätigung möglich sein wird. Auch in bezug auf die Wiederaufnahme des Berufes ist die Prognose nicht ungünstig. Es braucht wohl nicht besonders betont zu werden, daß je jünger der Verletzte, desto besser die Anpassung an die neuen Verhältnisse ist. Auf keinen Fall darf nach der Operation eine Streckhemmung zurückbleiben, da diese sich äußerst ungünstig auf dei Funktion auswirkt. Nicht so tragisch ist eine geringe Beugebehinderung, selbst wenn das Knie nur bis zu 90° gebeugt werden kann.

Ein objektives Maß über die funktionelle Gebrauchsfähigkeit bekommt man durch die Umfangsmessung der Ober- und Unterschenkelmuskulatur. Eine selbst ganz geringe Streckhemmung wird eine stärkere Atrophie auslösen. Aber auch andere Störungen der Gehfunktion werden sich im Schwund der Oberschenkel- und Wadenmuskulatur bemerkbar machen.

So kann man heute behaupten: Die operative Behandlung der Kreuzbandverletzungen ist ein dankbares Gebiet der Chirurgie, deren funktionelle Ergebnisse die Erwartungen, die man in diese setzt, rechtfertigen.

XI. Operationstechnik

Die Eröffnung eines Kniegelenkes gilt immer noch als ein verantwortungsvoller Eingriff, der nur unter strenger Indikation und Asepsis durchgeführt werden darf. Die Berücksichtigung der feinen Anatomie, sorgsamste Blutstillung bei tadelloser Asepsis, bilden auch hier wie überall in der Chirurgie die Grundlagen der operativen Erfolge. Der Eingriff darf nicht zu lange dauern und wir können BIRCHER nur beipflichten, wenn er behauptet, daß auch die technisch vollkommenste Operation am Gelenk zum Mißerfolg führt, wenn diese sich zeitraubend und kompliziert gestaltet. In bezug auf die Operationen an den Kreuzbändern möchten wir die Betonung besonders auf das „zeitraubend“ legen, da sich in den meisten Fällen der Eingriff komplizierter gestaltet, als bei einer Meniskusentfernung. Da es sich in der Mehrzahl um plastische Wiederherstellungen eines Kreuzbandes handeln wird, muß der Operateur außer einem hohen Maß an technischem Können auch über ein physikalisch und mechanisch-biologisches Wissen verfügen. Eine breite Eröffnung eines Gelenkes über längere Zeit erhöht die Gefahren, auch wenn bei guter Asepsis und unter Penicillinschutz operiert wird. Es versteht sich, daß diese Forderung nicht etwa auf Kosten der genauen Präparation, der Blutstillung oder Übersichtlichkeit erkauft werden darf.

Die Vorbereitung zur Operation geschieht in der Weise, daß am Vorabend der Patient nach einem Bade, am betreffenden Bein vom Fuß bis zur Hüfte rasiert wird. Er muß frei von lokalen oder allgemeinen Infektionsherden sein.

Was die Anaesthesie betrifft, so werden sowohl die allgemeinen als auch spinalen Betäubungsarten verwandt. Wir haben uns an der Klinik mehr der Lumbalbetäubung zugewandt, und zwar mit Novocain und gehen von dieser Betäubungsart nur auf besonderen Wunsch des Patienten oder bei anderen uns bekannten Gegenindikationen ab. In sämtlichen Fällen konnten wir eine gute Betäubung mit 5 ccm 2%iger Novocainlösung erzielen. Zur Vermeidung des Blutdruckabfalles wird Veritol verabreicht.

Wir sind der Auffassung, daß die Blutleere eine wesentliche Erleichterung bedeutet insbesondere als damit ein übersichtliches Arbeiten möglich ist. Die Blutleere wird erst abgenommen, bevor die Haut vernäht wird. Eine Nachblutung haben wir nicht erlebt, obwohl in einer größeren Anzahl von Fällen nicht eine einzige Unterbindung erforderlich war.

Nach Anlegung der Blutleere wird das Bein vom Fußgelenk bis zur Hüfte mit Benzin, Aether Alkohol und Jodtinktur abgerieben und mit Tüchern abgedeckt. Danach wird der Unterschenkel auf ein viereckiges Kissen gelagert, so daß sich das Bein in Semiflexion befindet.

Der Zugang zum Kniegelenk gestaltet sich auch bei Kreuzbandverletzungen am besten durch den medialen PAYRschen S-Schnitt. Er gewährt uns eine gute Übersicht, indem die Kniescheibe nach außen gekippt und verzogen wird.

Lediglich der vielfach vergrößerte HOFFAsche Fettkörper kann sich sowohl für die Sicht, als auch die technische Durchführung der Operation hindernd bemerkbar machen. Wir scheuen uns dann nicht, diesen zu entfernen. Im übrigen gibt uns aber der PAYRsche S-Schnitt ebenso wie der KOCHERsche Bogenschnitt eine gute Übersicht und ist auch für die spätere Stabilität des Kniegelenkes am wenigsten schadhaft.

Von FRITZ ERKES ist eine physiologische Schnittführung zur Eröffnung des Kniegelenkes empfohlen worden, der im Grunde genommen eine Modifikation des PAYRschen S-Schnittes darstellt. Da dieser einen guten Einblick ins Gelenk gewährt, eignet er sich u. E. gut für Operationen an Kreuzbändern. Der Hautschnitt verläuft von der Tuberositas tibiae drei Querfinger neben dem inneren Rande der Kniescheibe, bogenförmig nach oben bis oberhalb des Condylus internus und verläuft in Spaltrichtung der Haut. Im oberen Wundwinkel der Haut kommt dann der untere Rand des Vastus medialis durch die Aponeurose zum Vorschein. Die Aponeurose wird etwas lateral vom Hautschnitt bis zur Tuberositas inzidiert. Nachdem die Vastusfasern zum Teil stumpf, teils scharf durchtrennt sind, wird die Synovialkapsel inzidiert. Nun läßt sich die Kniescheibe nach außen wie beim PAYRschen Schnitt luxieren. Der Vorteil gegenüber dem PAYRschen Schnitt liegt darin, daß der ERKES-Schnitt halb so lang ist wie der PAYRsche.

Alle anderen Schnittführungen haben u. E. den Nachteil, daß sie eingreifender sind und für das Knie eine zusätzliche Schädigung mit sich bringen. Hierzu gehören die Schnittführungen, die mit einer Spaltung der Kniescheibe einhergehen, wie z. B. der alte OLLIERsche Schnitt mit Längstrennung der Kniescheibe. Auch die genaueste Wiedervereinigung beider Knochenabschnitte der Kniescheibe wird an der Hinterfläche der Kniescheibe Unebenheiten hinterlassen und damit Anlaß zu dauernden Störungen geben. Außerdem wird die künstlich gesetzte Fraktur eine längere Nachbehandlung erfordern als dies für die Kreuzbandverletzung wünschenswert erscheint. Ebenso unphysiologisch scheinen uns die Schnittführungen, die die Quadricepssehne oder das Ligamentum patellae durchschneiden. Auch hier wird die zusätzliche Schädigung des Streckapparates weder mit einer besseren Übersicht noch anderen Vorteilen erkauft. Die Abmeißelung der Tuberositas tibiae kann sich für die Verankerung des neugebildeten Kreuzbandes äußerst störend auswirken. Außerdem wird das Wiederbefestigen der abgemeißelten Stelle gelegentlich Schwierigkeiten bereiten, so daß wir der Meinung sind, daß auch diese Schnittführung bei Operationen an Kreuzbändern nicht geeignet ist.

Es kann auch einmal der Fall eintreten, daß unter der Diagnose: Meniskusverletzung oder auf Grund einer Kombinationsverletzung: mediale Meniskus- und vordere Kreuzbandverletzung von einem schrägen parapatellaren Schnitt das Gelenk eröffnet wurde. Ergibt dann die Inspektion des Gelenkes, daß eine Meniskusverletzung nicht vorliegt, sondern eine Kreuzbandverletzung, so gestaltet sich der Zugang zu den Kreuzbändern schwierig und ist auf keinen Fall ausreichend. Der Schnitt muß dann erweitert werden, was auch ohne größere Schwierigkeiten gelingt, indem man vom proximalen Wundwinkel nach schräg oben über die Kniescheibe hinaus den Schnitt im Sinne einer PAYRschen Gelenkeröffnung verlängert.

Nach der Hautdurchtrennung muß sowohl das Messer als auch die Pinzette gewechselt werden. Die Gelenköffnung wird von der umgebenden Haut exakt mit Tüchern abgedeckt. Die eventuell vorhandene und vermehrte Gelenkflüssigkeit fließt ab und der Rest wird ausgetupft. Anschließend erfolgt die Orientierung und Inspektion des Gelenkes, indem wir besonders die beiden Menisken, die Kreuzbänder, ihre Ansätze, den Fettkörper und den Knorpelüberzug einer genauen Besichtigung unterziehen. Eine gute Übersicht und Überprüfung der Kreuzbänder läßt sich nur bei einer Beugung des Unterschenkels von 70 bis 80° durchführen, so daß sich die Fossa intercondylica, insbesondere die proximalen Ansätze der Kreuzbänder gut darstellen. Eventuell vorhandene Reste des Septums müssen hierbei durchtrennt werden.

Wenn wir nun zur eigentlichen Operation schreiten, so stehen uns grundsätzlich drei Möglichkeiten zur Verfügung:

1. Die Entfernung der Stumpfreste des durchtrennten Kreuzbandes, die als frei flottierende Fetzen zu Reizerscheinungen und rezidivierenden Ergüssen führen können. Hier soll die Glättung und Ausrottung der Bandstümpfe Beschwerdefreiheit und damit auch eine funktionelle Besserung mit sich bringen. Man verzichtet also von vornherein auf die Wiederherstellung des geschädigten Kreuzbandes und begnügt sich mit einem partiellen Eingriff. Wenn hier auch der Grundsatz: „Einfach und rasch“ voll zur Anwendung kommt, so glauben wir doch, daß die Anwendung des Verfahrens nur dort gegeben ist, wo durch Einklemmungserscheinungen die Funktion des Knies erheblich behindert ist und für eine eingreifende Operation Gegenindikationen bestehen, z. B. hohes Alter, ausgeprägte Arthrosis deformans und ähnliches mehr. Außer dieser Indikation wird die bloße Entfernung der Stümpfe keinen weiteren Nutzen bringen und die Beschwerden, die aus der mangelnden Stabilität herrühren, in keiner Weise beeinflussen. Bei unserem Material konnten wir uns nicht einmal zu diesem Eingriff entschließen, sondern haben immer eine Wiederherstellungsoperation angeschlossen.

Man kann geteilter Meinung über diejenigen Fälle sein, in denen selbst eine völlige Durchtrennung des Kreuzbandes keinen funktionellen Ausfall nach sich zieht und sich überlegen wird, ob ein plastischer Eingriff ausgeführt werden soll. So schildert W. JAROSCHY als Beispiel zwei Beobachtungen:

Im ersten Fall handelte es sich um ein jüngeres Mädchen, das nach einem Sturz vom Rade bei der Operation außer einem Abriß des inneren Meniskus einen Defekt des vorderen Kreuzbandes aufwies, so daß an der Tibia nur ein kleiner Rest des Bandes übrig blieb. Da keine klinischen Erscheinungen vorhanden waren, insbesondere auch keine Schublade auszulösen war wurde operativ nichts weiter unternommen. Das funktionelle Ergebnis war gut und auch die Berufsfähigkeit war nicht eingeschränkt.

Bei der zweiten Beobachtung handelt es sich um einen 15jährigen Jungen, der sich das Knie bei einem Sprung über einen Graben verletzte. Die Röntgenaufnahme ergab einen Abriß eines bohnengroßen Knochenstückchens aus der Eminentia intercondylica, das ins Gelenkinnere verlagert war. Es bestand außerdem eine Zerreißung des inneren Seitenbandes. Trotz der operativen

Entfernung des Knochenstückchens, wodurch der Ansatz des Kreuzbandes verlorenging, war das Resultat gut.

Wir sind der Auffassung, daß dieses Vorgehen sich nicht verallgemeinern läßt, da es sich

a) bei den angeführten Beispielen um junge Menschen handelt, bei denen die Kompensationsmöglichkeiten (Muskulatur, Seitenbänder) bessere und günstigere sind als es bei älteren Menschen der Fall ist.

b) Bei Berufen, die eine stärkere Beanspruchung der Kniegelenke erfordern, häufig solche kompensierte Schäden in dekompensierte übergehen können und dann eine erneute Knieeröffnung und Operation notwendig machen.

c) Auch bei der sportlichen Beanspruchung jede geringe Traumatisierung („Derangement interne") den Kreuzbandschaden in Erscheinung treten läßt und zur Überdehnung der anderen Bänder führt.

Unser Standpunkt ist folgender: Wenn das Kniegelenk einmal eröffnet ist — auch auf Grund einer anderen Diagnose — und ein Kreuzbandschaden festgestellt wird, so soll die Wiederherstellung des zerrissenen Bandes auch dann angestrebt werden, wenn keine klinischen Erscheinungen vorhanden waren.

2. Einen wesentlich breiteren Raum müssen wir denjenigen Eingriffen an Kreuzbändern einräumen, die versuchen, die stehengebliebenen Stümpfe zur Wiederherstellung zu verwerten oder gelockerte Bänder durch Raffnähte zu fixieren. Auch Bänderausrisse mit einem Knochenstückchen und ihre Wiederbefestigung gehören in diese Gruppe.

Im Jahre 1903 hat Robson über einen sieben Jahre früher operierten Fall berichtet, indem er durch eine Katgutnaht das Kreuzband wieder herstellte. Später hat man auch Seidennähte hierzu verwandt. Die direkte Naht eines zerrissenen Kreuzbandes hat nicht viele Anhänger gefunden, da zwei wichtige Gründe gegen diese Vereinigungsnaht sprechen:

a) Ist die technische Durchführung dieser oftmals undurchführbar, da die Kreuzbandstümpfe sehr schnell schrumpfen und atrophieren, so daß die Stümpfe sich schlecht zusammenbringen lassen. Es wäre nicht in einem unserer Fälle gelungen, diese Naht durchzuführen, angenommen, daß wir von deren Haltbarkeit überzeugt wären.

b) Ist die Haltbarkeit solch einer Bandnaht nicht den Anforderungen und den starken Feanspruchungen gewachsen. Insbesondere wird das vernähte Band nicht die notwendige Bestigkeit gegenüber Einwirkungen der beiden starken Hebelarme, des Ober- und Unterschenkels besitzen.

Der Verzicht auf die direkte Naht des Kreuzbandes bedeutet jedoch nicht, daß man sich gleich zu einem vollständig plastischen Ersatz entschließen muß. Wir können das vorhandene geschädigte Kreuzband bei folgenden drei Arten von Verletzungen wiederherstellen:

a) Wenn das Kreuzband gelockert oder teilweise an einem der Ansätze eingerissen ist.

b) Wenn das Kreuzband am proximalen oder distalen Ansatz vollständig gerissen ist.

c) Wenn das Band mit einem Knochenstückchen aus dem femoralen oder tibialen Ansatz ausgerissen ist.

Bei diesen drei Indikationen können wir uns zur Wiederherstellung des eingerissenen, gelockerten oder abgerissenen Kreuzbandes entschließen. Man kann die Wiederherstellung anstreben, wenn das geschädigte Band sich dazu noch eignet, d. h. wenn es nicht zu sehr aufgefranst, aufgefasert oder verdünnt ist.

Perthes hat als erster eine Kreuzbandwiederherstellung angegeben und seine Operationsmethode wird mit geringen Änderungen bis heute angewandt. Er ging folgendermaßen vor. In Narkose und Blutleere wird die Haut mit einem sichelförmigen Schnitt, der etwa drei Querfinger oberhalb der Kniescheibe von dem Condylus ext. fem. zur Tuberositas tibiae verläuft, eröffnet. Anschließend wird die Kniescheibe und Quadricepssehne

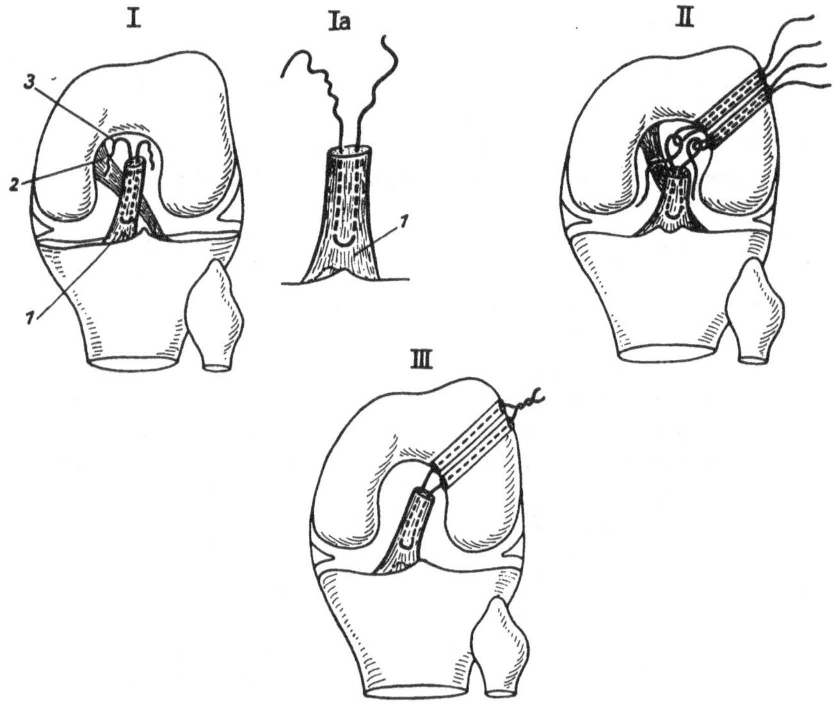

Abb. 41. Kreuzbandraffung nach der Originalmethode von Perthes.

I. 1 Vorderer Kreuzbandstumpf angefrischt und mit einem Aluminiumbronzedraht durchgeschlungen,
2 Hinteres Kreuzband,
3 Aluminiumbronzedraht.

Ia. Art und Weise der Anschlingung des abgerissenen vorderen Kreuzbandes.
1 Vorderer Kreuzbandstumpf.

II. Nach Bohrung zweier Knochenkanäle am Condylus externus werden durch diese zwei Schlingendrähte ins Gelenk eingeschoben und die Enden des Bronzedrahtes in diese eingeschoben.

III. An den äußeren Mündungen der Knochenkanäle werden die Enden des Bronzedrahtes zusammengedreht.

in der medialen Linie gespalten und beide Hälften werden auseinandergezogen. Nun wird der Stumpf des Kreuzbandes angefrischt und mit einem Aluminiumbronzedraht angeschlungen. Der Draht verläuft hierbei eine Strecke im Band selbst, kehrt am Knochenursprung wieder um und kommt am angefrischten Ende wieder zum Vorschein. Am äußeren Condylus fem. werden zwei Knochenkanäle gebohrt, so daß die innere Mündung der Kanäle etwa 1 cm voneinander entfernt sind. Von außen wird in jedem dieser Kanäle je ein Schlingendraht eingeschoben und die umgebogenen Enden der Halteschlinge in diese eingeschoben und nach außen gezogen. Außen müssen dann beide Enden der Halteschlingen an der Grenze beider äußerer Mündungen zusammengedreht werden (s. Abb. 41).

Auch WITTEK ist der Ansicht, daß sich das gerissene Kreuzband in vielen Fällen wiederherstellen läßt, da meist das vordere oder hintere Band am femoralen oder tibialen Ansatz abgerissen ist. Der Bandrest wird dann mit Draht oder Seide in die Öffnung eines Bohrkanals, den man durch den äußeren Condylus (bei Verletzungen des vorderen Kreuz bandes) bohrt, gebracht. Nach Ansicht dieses Sachkenners ist es wichtig, daß man das Band mit dem Knochen in innige Berührung bringt, da die ernährenden Gefäße der Kreuzbänder hauptsächlich von der Rückseite des Gelenkes in das Band eintreten.

Auch mit einem Nagel kann das Kreuzband wieder befestigt werden. Wenn das Röntgenbild einen Ausriss des Kreuzbandes mit einem Knochenstückchen aufweist, so soll nach WITTEK gleich zur Wiederbefestigung des Knochenstückes und damit des Kreuzbandes geschritten werden. Hierbei wird das ausgerissene Knochenstück mit einem kleinen Meißel angefrischt und in das Wundbett eingenagelt.

Nicht immer gelingt es, den Bandrest an den femoralen oder tibialen Ansatz heranzubringen. In diesen Fällen schlägt WITTEK vor, das gerissene vordere Kreuzband durch eine starke Seidendoppelnaht zu durchflechten, an den lateralen Rand des hinteren Kreuzbandes anzunähen und die Fadenenden durch Bohrkanäle an die vordere Fläche der Tibia zu bringen und periostal zu vernähen.

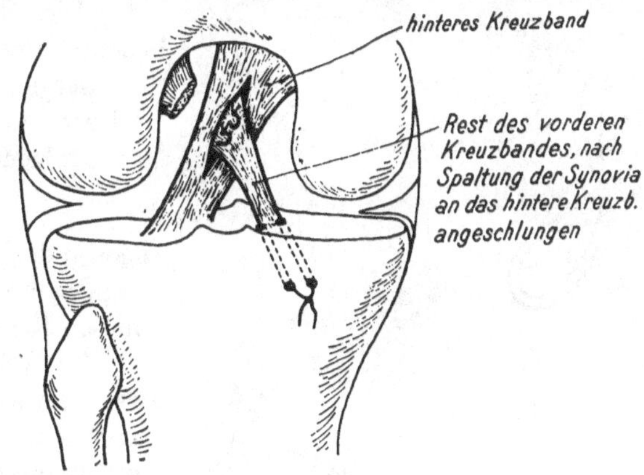

Abb. 42. Vernähung des tibialen Restes des vorderen Kreuzbandes mit dem hinteren Kreuzband nach WITTEK.

Im speziellen gestaltet sich die Operation folgendermaßen: In Lumbalbetäubung und Blutleere wird das Gelenk durch einen medialen S-Schnitt eröffnet. Man findet nur einen kurzen tibialen Rest des vorderen Kreuzbandes vor und dieser läßt sich nicht an den femoralen Ansatz heranbringen. Der Synovialüberzug des hinteren Kreuzbandes wird aufgeschlitzt, türflügelartig geöffnet und das hintere Kreuzband mit starker Seide doppelt durchgenäht. Die Naht wird durch den Rest des vorderen Bandes fortgesetzt und durch zwei Kanäle in der Tibia, durchgezogen. Anschließend erfolgt die Vernähung am Periost der Tibia unter Spannung bei halber Beugung (s. Abb. 42).

Wir haben das Originalverfahren von WITTEK nicht angewandt, sondern konnten in drei Fällen so vorgehen, indem das vordere, geschädigte Band mit dem hinteren einfach vernäht wurde. (s. Fälle 13, 14, 15).

Das Prinzip des PERTHESchen Verfahrens hat unbedingt seine Vorzüge und wir wenden es auch an, wenn auch mit anderer Indikationsstellung und Technik. Was die Anzeigestellung betrifft, so sind wir der Ansicht, daß bei vollständigen Abrissen das bessere und zuverlässigere Verfahren in dem plastischen Ersatz des Kreuzbandes besteht, dagegen machen wir gern Gebrauch von der PERTHESchen Operation bei Lockerungen und partiellen Einrissen an den Ansätzen sowie bei Bandausrissen mit einem kleinen Knochenstückchen.

Die Nachteile der Originalmethode von PERTHES sehen wir in folgenden drei Gründen:

a) Die Befestigung des Bandes mittels Draht ist für das Gelenk nicht gleichgültig, da der Draht als Fremdkörper zu Reizerscheinungen des Gelenkes führen kann. Außerdem kann der Draht, der unter einer nicht elastischen Spannung am äußeren Condylus befestigt wird, das angeschlungene Band allmählich durchschneiden.

b) Indem der Draht einerseits fast bis zum nichtgeschädigten Bandansatz geführt, andererseits starr am Knochen des Condylus befestigt wird, verliert das Band jegliche Elastizität. Hierdurch besteht die Möglichkeit einer Streck- oder Beugehemmung.

c) Die doppelte Tunnelierung des Condylus bedeutet für das Kniegelenk eine nicht geringe Schädigung.

Unter Berücksichtiung dieser Gesichtspunkte wurde folgendes Verfahren der

Kreuzbandraffung

angewandt:

Medialer S-Schnitt nach PAYR und Luxierung der Kniescheibe nach außen. Nach gründlicher Revision des Gelenkes wird das am proximalen Ansatz gelockerte, eingerissene oder mit einem Knochenstückchen abgerissene Band mit zwei doppelten Perlonfäden angeschlungen. Nun wird vom äußeren Condylus nach Schlitzung der Haut, mit einem genügend breiten Bohrer ein schräger Kanal direkt zum Ansatz des geschädigten Bandes gebohrt.

Der spätere funktionelle Erfolg hängt u. E. wesentlich davon ab, ob der Bohrer genau die Ansatzstelle trifft oder nicht. Durch den gebohrten Knochenkanal wird ein Schlingendraht durchgeschoben, die Perlonfäden eingeführt und der Draht mit den Fäden nach außen gezogen.

Die Verankerung der durchgezogenen Perlonfäden erfolgt nicht am Periost des Knochens, sondern es werden je zwei Fäden über dem Traktus ilio tibialis geknüpft, so daß eine elastische Verspannung des Bandes erfolgt und nicht eine starre Befestigung am Knochen (s. Abb. 43, 44, 45).

Bei der Verknüpfung steht das Kniegelenk in 170°, d. h. in ganz geringer Beugung. Anschließend wird das Kniegelenk vorsichtig durchgebeugt und gestreckt unter gleichzeitiger Besichtigung des ge-

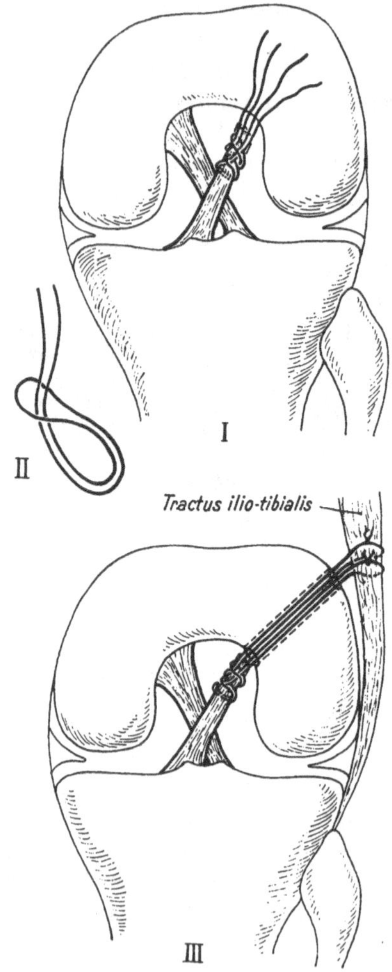

Abb. 43. Raffung des vorderen Kreuzbandes bei einem Abriß vom femoralen Ende.

I. Das abgerissene vordere Kreuzband ist mit zwei doppelten Perlonfäden angeschlungen.

II. Art der Schlingenbildung.

III. Nach Bohrung eines Knochenkanals durch den äußeren Condylus erfolgt die Verspannung am Tractus iliotibialis.

rafften Kreuzbandes. Die Beugung und Streckung muß ohne Hemmung möglich sein. Die vordere Schubladenbewegung darf nach Verknüpfung nicht mehr auslösbar sein. Anschließend Verschluß der Gelenkkapsel, Lösung der Blutleere, Verschluß der Haut. Nach Anlegung eines leichten, komprimierenden Verbandes wird das Bein entweder auf eine flache VOLKMANN-Schiene oder einfach flach im Bett, jedoch nicht auf eine BRAUNsche Schiene gelagert.

Der Vorteil dieses Vorgehens besteht erstens in der Verwendung von Seide an Stelle von Draht, zweitens in der elastischen Verankerung. Die Verknüpfung der Fäden direkt am Knochen kann entweder durch zu starke oder zu lockere Befestigung zu einer Beuge-

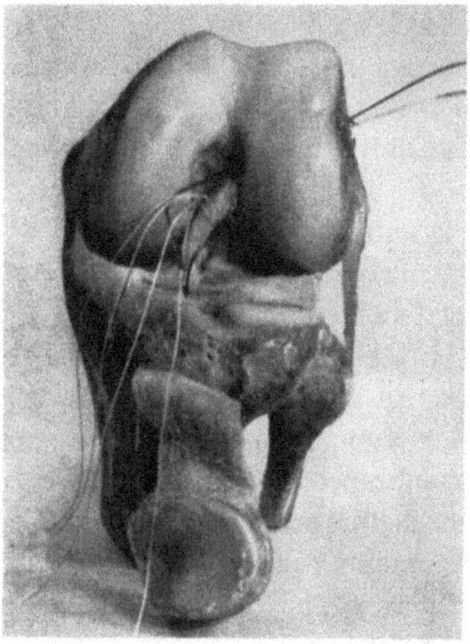

Abb. 44

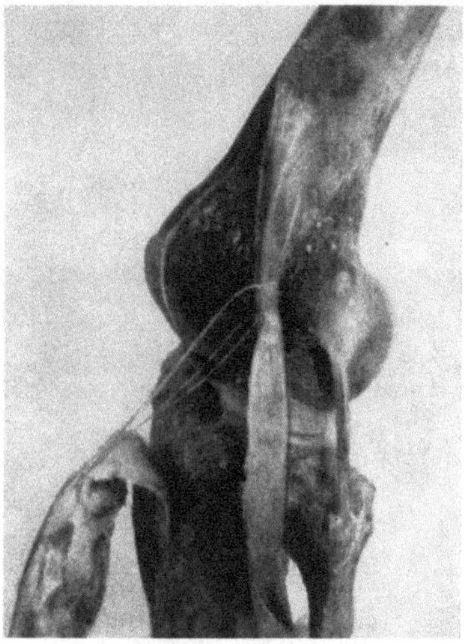

Ahb. 45

Abb. 44. Modifizierte Raffung nach PERTHES. Das vom femoralen Ansatz abgerissene Kreuz band wird mit zwei Perlonfäden angeschlungen. Der Schlingendraht ist durch den Knochenkana durchgeschoben. In diesen Schlingendraht werden die Fäden eingelegt und nach außen gezogen

Abb. 45. Nachdem die Fäden aus dem Knochenkanal durchgezogen sind, werden diese über dem Traktus ilio-tibialis geknüpft, um eine elastische Verspannung zu erreichen.

oder Streckhemmung führen. Demgegenüber wird bei der elastischen Verspannung für das geraffte Band ein gewisser Spielraum zur Verfügung stehen und das Band wird sich der Funktion besser anpassen können. Nach etwa 6 Wochen ist eine feste Vereinigung mit dem Knochen zustande gekommen. Die Nachbehandlung muß deshalb so gestaltet werden, daß dieser Prozeß nicht durch zu frühzeitige Bewegung oder zu lange Ruhigstellung gestört wird. Wir lassen deshalb den Operierten 14 Tage flach im Bett ohne BRAUNsche Schiene liegen, damit keine Streckhemmung auftritt und in der dritten Woche wird mit aktiven Bewegungsübungen begonnen. Nach vier Wochen steht der Verletzte auf. Bei den aktiven Bewegungsübungen achten wir besonders darauf, daß das Knie gut gestreckt werden kann. Die Beugung ist zunächst behindert, bessert sich aber rasch und in der sechsten bis achten Woche kann das Knie bis zu 90° gebeugt werden. Die Nachbehandlung muß solange fortgesetzt werden, bis die Funktion im Knie völlig frei ist.

Einen weiteren Vorteil unseres Vorgehens sehen wir darin, daß nur ein Bohrloch erforderlich ist. Das bedeutet eine geringere Traumatisierung des Gelenkes.

Analog diesem Vorgehen, läßt sich das Verfahren auch auf Einrisse, Lockerungen und Ausrisse des vorderen Kreuzbandes am tibialen Ansatz anwenden. Hierbei wird der Kanal medial von der Tuberositas tibiae zum Gelenk, und zwar direkt auf den abgerissenen Ansatz des Bandes gebohrt und am Ligamentum patellae verankert (s. Abb. 46).

Bei Schädigungen des femoralen Ansatzes des hinteren Kreuzbandes ist die gleiche Technik anwendbar, mit dem Unterschied, daß der Bohrkanal durch den medialen Condylus gebohrt werden muß und am Periost verknüpft wird.

Bei Schädigungen des tibialen Ansatzes des hinteren Kreuzbandes läßt sich die Raffung des Bandes nicht anwenden, sondern das Band muß im ganzen durch eine Plastik ersetzt werden.

Mit dieser Raffung des verletzten Kreuzbandes mittels Seidenzügel haben wir eine brauchbare und einfache Methode in den Händen, das verletzte Band wieder funktionsfähig zu machen, wobei die Ergebnisse eine Bestätigung dafür sind. In dem Abschnitt: „Ergebnisse der operativen Behandlung“ bringen wir hierzu zahlreiche Beispiele.

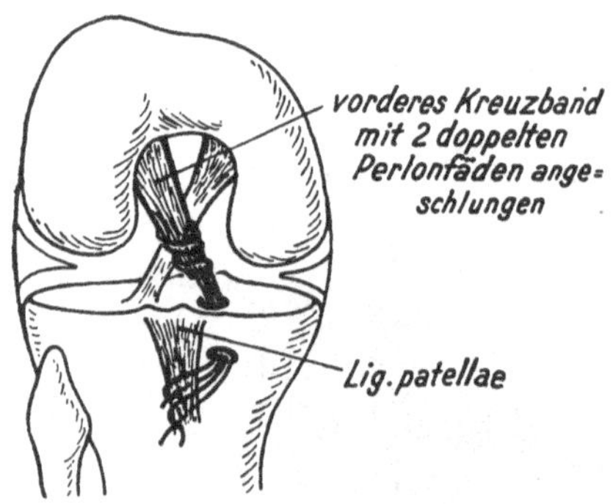

Abb. 46. Raffung des vorderen Kreuzbandes beim Abriß vom tibialen Ende. Die Raffung des vorderen Kreuzbandes beim Abriß vom tibialen Ende mit oder ohne Knochenstückchen kann in ähnlicher Art und Weise geschehen als beim Abriß vom femoralen Ende. Die Verspannung erfolgt hier am Kniescheibenband.

Es wurde bereits erwähnt, daß bei Ausrissen des Kreuzbandes mit der Eminentia die Möglichkeit besteht, diese mittels Nagel oder Schraube an der Tibia zu befestigen. Wenn wir bisher von dieser Möglichkeit keinen Gebrauch machten, so hat das verschiedene Gründe:

a) Durch die schnell einsetzende Schrumpfung des Bandes wird es selten möglich sein, die Eminentia an ihrer alten Stelle wieder mit einem Nagel zu befestigen.

b) Das ausgerissene Stück ist meist zu klein, um noch einen Nagel durchzuschlagen.

c) Die Gefahr, daß sich der Nagel allmählich lockert ist nicht gering.

d) Auf Grund des Fremdkörpers wird es zu Reizerscheinungen im Gelenk kommen, außerdem sind Schrauben und Nägel imstande die Ursache gröberer Verletzungen zu werden, indem diese abbrechen und sich lockern. Damit kommt es zu Gelenkentzündungen, die dann zur Entfernung des Nagels zwingen.

3. Vollständiger plastischer Ersatz eines Kreuzbandes. Die frühzeitig einsetzende Atrophie eines durchrissenen Kreuzbandes läßt in vielen Fällen eine Wiedervereinigung oder Raffung der Bandstümpfe nicht zu. Am häufigsten findet man, daß sowohl am femoralen als auch am tibialen Ansatz nur kleine zerfranste Reste übrig geblieben sind, und es erwächst dann für uns die Aufgabe, das Kreuzband auf plastischem Wege in voller Länge wieder herzustellen.

Nachdem Nicoletti als erster an Hunden experimentell die Kreuzbänder ersetzte, empfahl dieser Forscher den plastischen Ersatz auch an Menschen durchzuführen.

Als erster hat Grekow im Jahre 1914 an Menschen den plastischen Ersatz des Kreuzbandes ausgeführt und unabhängig von ihm veröffentlichte der Amerikaner Hey-Groves im Jahre 1917 seine Operationsmethode zur Wiederherstellung des zerrissenen vorderen

Kreuzbandes. Beide Sachkenner gingen im Prinzip gleich vor, indem sie den Traktus ilio tibialis an seinem Ansatzpunkt am lateralen Tibiacondylus stielten, diesen dann durch einen Bohrkanal im äußeren Femurcondylus ins Gelenk und durch einen zweiten Bohrkanal im Tibiakopf aus dem Gelenk führten und subperiostal verankerten (s. Abb. 47).

Die geniale und den physiologischen Verhältnissen am meisten entsprechende Methode hat sich bis heute durchsetzen können. In Anlehnung an dieses Vorgehen sind zwar zahlreiche Modifikationen veröffentlicht worden, eine größere Verbreitung konnten diese jedoch nicht erreichen.

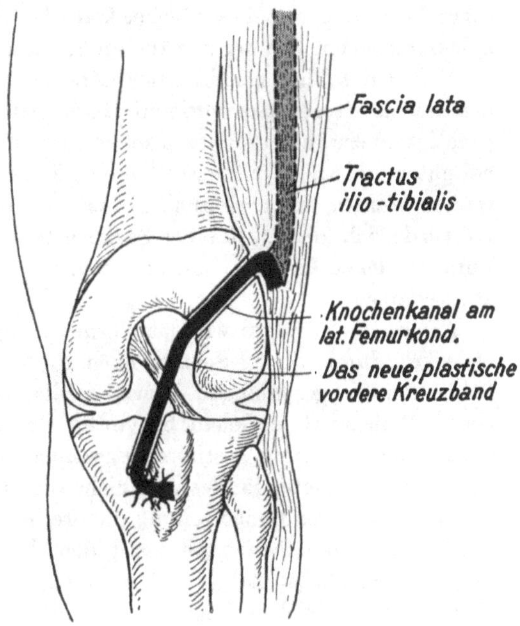

Abb. 47. Prinzip der Plastik nach Hey-Groves. Nach Stielung eines 25 × 3 cm großen Streifens aus dem Tractus ilio-tibialis der Fascia lata wird dieser durch Bohrkanäle im äußeren Femurcondylus und Tibiakopf durchgezogen und nach dem Austritt aus dem tibialen Bohrkanal befestigt.

So hat einerseits das Material für den plastischen Ersatz, andererseits die Art der Fixation zahlreiche Diskussionen ausgelöst. Was das Material betrifft, so muß dieses erstens erheblich zugfest und zweitens durch Einwachsen von Gefäßen „umbaufähig“ sein, um sich den funktionellen Beanspruchungen anzupassen. Eine Reihe von Autoren hat in der Anlehnung an Hey-Groves Partien aus der Faszia lata, insbesondere den straffen, festen Streifen des Traktus ilio tibialis verwandt (Alwyn Smith, Desplas, Roux-Berger-Dujarier), und zwar in gestielter Form, indem das distale Ende nicht abpräpariert wurde. Andere (Jirasek, Katzenstein, Krida, Putti) bedienten sich eines freien Transplantates, meist aus der Faszia lata des anderen Oberschenkels. Auch gestielte Sehnen wurden gern verwandt, so von Palmer der Semitendinosus, von Pfab der Muskulus popliteus, von Madranger Massini der Semitendinosus und E. Alexander der Gracilis oder Sartorius. Gold und Potoschnigg schnitten als Ersatz für das verlorengegangene Kreuzband einen Streifen aus der Kniegelenkskapsel heraus. In Amerika, Australien und Holland wird demgegenüber gern Känguruhsehne verwandt. Diese wird auch von Bircher bevorzugt, während Wittek den Meniskus als plastisches Material vorzieht.

Die experimentellen Voraussetzungen für die plastischen Verfahren wurden von Br. Pfab gegeben. Dieser Forscher führte bei Schafen Operationen an Kniegelenken aus und er kam zu folgendem Ergebnis: Bei allen Versuchen kam es zu einer starken synovialen Wucherung, die vom infrapatellaren Fettkörper ausging und reichlich mit Blutgefäßen versorgt war. Es bildete sich eine Art Septum, welches das transplantierte Gewebe reichlich mit Blut versorgte. Auch abgerissene und ausgefranste Kreuzbänder, die mit Seidenfäden befestigt waren, sind vollkommen ausgeheilt, ebenso wie gestielte Sehnen und Periostlappen. Insbesondere bewies Pfab, daß auch freie Transplantate aus der

Faszia lata mit befriedigenden funktionellen und anatomischen Ergebnissen ausheilten. Auch das Periost wandelt sich in ein gefäßreiches Bindegewebe um. Als Fixationsmittel bevorzugt er Seide vor Metallen, da Seide die geringeren Reizerscheinungen verursacht.

Die in letzter Zeit immer mehr Verwendung findende Kutislappenplastik scheint sich auch bei der Kreuzbandplastik gut zu bewähren. Das Material ist fest und widerstandsfähig. Wir haben mit dieser bisher keine Erfahrungen sammeln können, da wir keine Veranlassung sahen, von der bewährten Faszienstielung abzugehen.

Von den zahlreichen in der Literatur angegebenen Operationsverfahren, die durch plastischen Ersatz das verletzte Kreuzband wieder herzustellen trachten, sollen die wichtigsten erwähnt und beschrieben werden. Verschiedene dieser Verfahren werden wohl bei guter und subtiler Technik auch mit befriedigenden funktionellen Ergebnissen aufwarten können, wenn es auch bisher an größeren vergleichenden Ergebniszahlen fehlt. Es würde sich lohnen, in einer Sammelstatistik alle diese Methoden im Hinblick auf die Funktion einer Kritik zu unterziehen, um dann den wirklichen Wert dieser Verfahren abzuschätzen.

Als erstes möchten wir das Vorgehen von E. Gold schildern: Nach Eröffnung des Gelenkes durch den S-Schnitt nach Payr wird das hintere Kreuzband mittels dreier Seidennähte angeschlungen. Etwas medial von der Tuberositas tibiae wird ein aufsteigender Bohrkanal ins Gelenk bis vor die Eminentia intercondylica gebohrt. Danach bildet man einen breitbasig gestielten Faszienlappen aus dem seitlichen Streckapparat unter Schonung des Seitenbandes und zieht diesen an einem Faden ins Gelenk hinein. Nun werden in leichter Beugestellung die drei durch den lateralen Anteil des hinteren Kreuzbandes geführten Seidennähte mit dem Faszienstreifen mittels Knopfnähten vereinigt, und zwar möglichst nahe am femoralen Ansatz des hinteren Kreuzbandes. Die Nahtvereinigung soll sich in korrigierter Stellung des Knies vollziehen, d.h. indem der Oberschenkel nach vorn und der Unterschenkel nach hinten gedrängt wird. Anschließend Kapselnaht, Fasziennaht und Hautnaht. Das Gelenk wird für vier Wochen in Streckstellung mit einer Gipshülse ruhiggestellt. Hier wird also die Wittereksche Art der Fixation mit einer gestielten Faszie aus dem Retinaculum patellae med. angewandt (s. Abb. 48 I u. II).

Wenn auch durch die Art der Fixation, und zwar der Verbindung mit dem hinteren Kreuzband und dessen synovialen Überzug, die Gefäßversorgung des plastischen Bandes gesichert erscheint, so wird doch die Befestigung nicht den anatomischen Gegebenheiten voll entsprechen. Das Kreuzband wird nicht in ganzer Länge ersetzt, sondern nur zum Teil. Der Eingriff ist auch nicht wesentlich kleiner als der vollständige anatomische Ersatz des ganzen Kreuzbandes und der dafür zu zahlende Preis wiegt nicht die mechanisch-funktionellen Nachteile auf.

Einen anderen Weg beschritt H. Matti. Seines Erachtens sind die Kreuzbänder, insbesondere dessen proximalen Ansätze bei sämtlichen Schnittführungen nur beschränkt zugänglich. Um dieser Schwierigkeit aus dem Wege zu gehen, entschloß sich Matti, die Subluxationsmöglichkeit der Tibia nach vorn durch eine extraartikuläre freie Faszienplastik einzuschränken. Er ging hierbei folgendermaßen vor:

An der Innenseite des Kniegelenkes wird ein bogenförmiger Schnitt von der Mitte des Kniescheibenbandes bis zur Hinterfläche des inneren femoralen Condylus gelegt. Nach Entfernung des verletzten Meniskus werden die Kreuzbänder einer Besichtigung unterzogen und die innere Gelenkkapsel wieder vernäht. Der Hautlappen wird bis zum hinteren Rand des Condylus int. fem. und Innenseite des Kniescheibenbandes zurückpräpariert und ein 8 cm langer und 4 cm breiter Streifen aus der Faszia lata des gleichen Oberschenkels herausgeschnitten, gedoppelt und das obere Ende hinter dem oberen Ansatz des inneren Seitenbandes auf die Gelenkkapsel aufgenäht. Ähnlich wird auch das

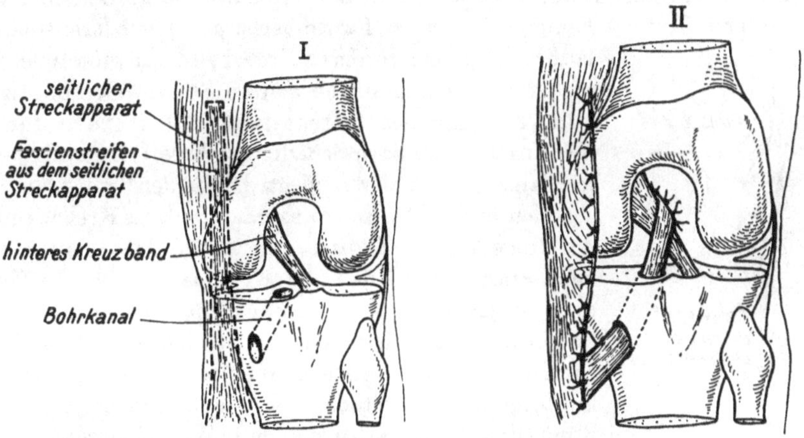

Abb. 48. Operation nach GOLD.

I. Ein breitbasig gestielter Faszienlappen wird aus dem seitlichen Streckapparat gebildet und durch einen Bohrkanal im Tibiakopf ins Gelenkinnere durchgezogen.

II. Der Faszienstreifen wird im Gelenk am äußeren Rande des hinteren Kreuzbandes befestigt.

untere Ende des Faszienstreifens bei halber Beugung des Gelenkes unter mäßiger Spannnung an der Vorderfläche des Tibiakopfes angenäht. Darüber wird die äußere fasziöse Gelenkkapsel verschlossen und anschließend die Haut vernäht (s. Abb. 49).

MATTI glaubt, daß dieser doppelte Faszienstreifen als Ersatz des vorderen Kreuzbandes völlig ausreichend ist. Bei Verletzungen des hinteren Kreuzbandes muß der Faszienstreifen in umgekehrter Richtung verlaufen.

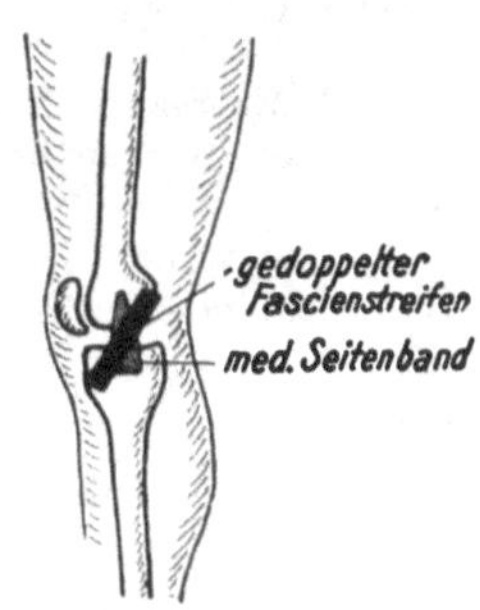

Abb. 49. Ersatz des vorderen Kreuzbandes durch einen gedoppelten Faszienstreifen nach MATTI. Der Streifen wird aus der Fascia lata entnommen und auf die mediale Gelenkkapsel so aufgenäht, daß er der vorderen Schublade entgegenwirkt.

In ähnlicher Art und Weise, d. h. extrakapsulär versuchte LEXER, insbesondere bei Verletzungen beider Kreuzbänder die Schubladenbewegung dadurch zu beheben, indem er durch den Tibiakopf in der Nähe der Kniekehle einen queren Kanal durchbohrte, durch diesen einen Faszienstreifen durchführte und die Streifenenden beiderseits an der Kniescheibe befestigte (s. Abb. 50).

In gleicher Weise ist Emil D. W. HAUSER der Auffassung, daß die Resultate der intraartikulären Kreuzbandoperation nicht befriedigen. Er wendet daher folgende extraartikuläre Methode an:

Von der medialen Partie der Quadricepssehne wird am oberen Rande der Patella über der Kniescheibe ein 12,5 × 1,25 cm großer, gestielter Lappen gewonnen und so gestielt, daß dieser an der Kniescheibe fixiert bleibt. Das körpernahe Ende wird nach unten umgeklappt und an der Hinterfläche des Schienbeinkopfes befestigt. Somit verläuft das Band in der Richtung wie das hintere Kreuzband und hat die gleiche Funktion. Gleichzeitig ersetzt es das innere Seitenband. Es wird am Knochen mit einem Nagel oder am Periost verankert. Auch das vordere Band kann extraartikulär ersetzt werden, und zwar wird hierbei ein Streifen aus der medialen Partie der Patellarsehne gestielt und dann am hinteren, unteren Teil des Femurendes an der Faszie befestigt. Dieses Transplantat verläuft analog dem vorderen Kreuzband und gibt außerdem dem medialen Seitenband eine weitere Stütze. Gerade diese Stärkung des medialen Seitenbandes hält HAUSER für wesentlich, insofern, als nach Schädigung desselben gerade der Vastus medialis zu atrophieren pflegt. Die beiden Transplantate kreuzen sich und bilden so ein extraartikuläres Kreuzbandsystem.

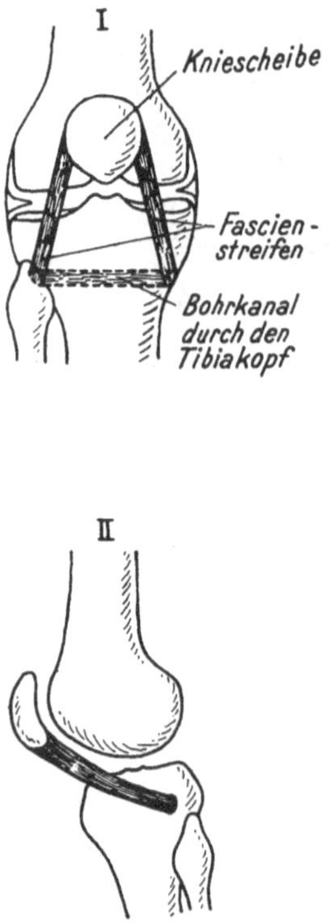

Abb. 50. Extrakapsulärer Ersatz der Kreuzbänder nach LEXER.
I. Ansicht von vorn,
II. Ansicht von der Seite.

HORWITZ, M. THOMAS, ARTHUR J. DAVIDSON stehen auf dem Standpunkt, daß die Kreuzbänder für die Festigkeit des Kniegelenkes von nur geringer Bedeutung sind. Sie haben an Leichen nachweisen können, daß eine Zerreißung der Kreuzbänder keine wesentlichen Symptome macht, während eine Schädigung der Seitenbänder die Standfestigkeit des Knies wesentlich beeinträchtigen und Wackelbewegungen verursachen. Im Vordergrund des chirurgischen Vorgehens steht also die Wiederherstellung des geschädigten Seitenbandes. So hat MAU, bei erschlafftem oder zerrissenem innerem Seitenband folgendes Vorgehen angegeben: Nach Freilegung desselben wird der tibiale Ansatz mit einem Knochenstückchen abgeschlagen und nach oben geklappt. Nach Eröffnung der Kapsel wird der gesunde oder verletzte Meniskus entfernt. Nun wird bei gestrecktem und adduziertem Knie der tibiale Ansatz mit dem Knochenstückchen scharf nach unten einwärts gezogen und befestigt. Anschließend Gipsverband für sechs Wochen.

Bei allen diesen geschilderten Vorgängen besteht der Vorteil in dem Ersatz der intrakapsulären Bänder durch extraartikuläre Verstärkungen. Man geht hier bewußt von der anatomischen Wiederherstellung der Bänder ab und begnügt sich mit seitlichen Kapselverstärkungen. Es wird also hier mehr auf die Kräftigung der Seitenbänder, weniger der Kreuzbänder Wert gelegt, womit das Knie nicht diese funktionelle Stabilität erreichen kann, als wenn die Kreuzbänder anatomisch wieder ersetzt werden. Es haftet diesem Verfahren noch ein weiterer Nachteil an: Das Prinzip der exakten Revision des Gelenkes bevor man sich zu weiteren Maßnahmen entscheidet wird hier entschieden verletzt. Auch wenn die Menisken entfernt werden, gelingt es nicht, eine genügende Übersicht über die Kreuzbänder zu erhalten, insbesondere deren proximalen Ansätze. Wie oft ist aber die Kreuzbandverletzung mit anderen Verletzungen kombiniert!

Daß man die Kreuzbänder nicht unbedingt anatomisch wiederherstellen muß, versucht A. FARKAS an einem Fall zu beweisen, bei welchem neben Verletzungen beider Menisken auch beide Kreuzbänder durchtrennt waren. Er gab ihnen einen anderen Verlauf, so daß das neue Band gleichzeitig das vordere als auch hintere Kreuzband ersetzte.

Dieses neue Band verlief von der Eminentia intercondylica der Tibia, also dem tibialen Ansatz des vorderen Kreuzbandes bis zum medialen Condylus fem., also dem proximalen Ansatz des hinteren Kreuzbandes. Gestützt auf die Untersuchungen von WITTEK und GOLD, daß das neugebildete Band nicht unbedingt an den äußeren Condylus zu führen ist, glaubt FARKAS mit diesem Verlauf des neu ersetzten Bandes gleichzeitig beide Kreuzbänder ersetzen zu können. Das neugeschaffene Band nimmt also eine Mittelstellung zwischen dem vorderen und hinteren Kreuzband ein. Man kann diesem Verfahren den Vorwurf machen, daß dieses eine Band kein Ersatz für zwei Kreuzbänder sein kann und wird auch nicht die Funktion dieser völlig ausüben können. Der Zweck der Wiederherstellung der Kreuzbänder beruht nicht lediglich auf der Verhinderung der Schublade, sondern die Kreuzbänder verleihen dem Knie in sämtlichen Stellungen und Rotationslagen eine Festigkeit und Stabilität (s. Abb. 52).

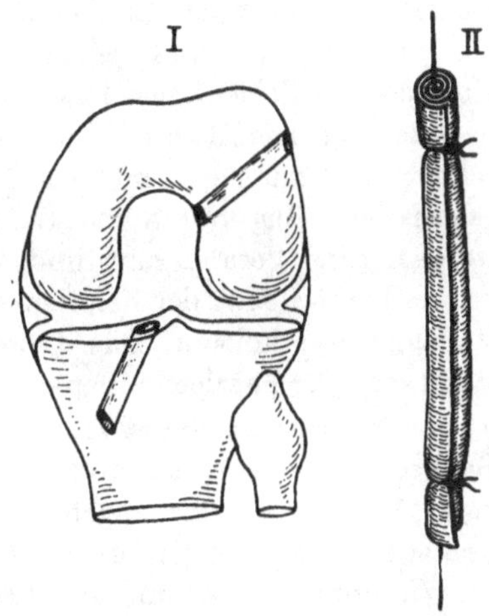

Abb. 51. Plastischer Ersatz des vorderen Kreuzbandes mittels eingerollter Faszie nach LUDLOFF.

I. Die Bohrkanäle sind ähnlich angelegt wie bei dem Verfahren von HEY-GROVES.

II. Als Material für das neue Kreuzband wird ein eingerollter Faszienstreifen aus der Fascia lata verwandt. Der Streifen ist 15 cm lang und 8 cm breit und wird über einen Seidenfaden eingerollt. An beiden Enden erfolgt zusätzlich die Umschnürung mit Seidenfäden.

E s ist und bleibt also oberstes Ziel: Die anatomische und funktionelle Wiederherstellung eines oder beider Kreuzbänder mit möglichst gleichen Spannungs- und Festigkeitsverhältnissen wie die natürlichen anzustreben.

Dieses Ziel erstrebt eine Reihe Verfahren, die sich an das Vorgehen von HEY-GROVES halten. Zahlreich durchgeführt und veröffentlicht wurden solche Verfahren von LUDLOFF, FELSENREICH, JAROSCHY, BIRCHER, ALWYN SMITH und H. BRÜCKE. Im wesentlichen unterscheiden sich diese Operationsmethoden nicht viel von der HEY-GROVES-Operation.

In seinem Vorgehen fordert LUDLOFF, daß bei der Wiederherstellung der Kreuzbänder nicht nur auf den anatomischen Verlauf der Kreuzbänder Rücksicht zu nehmen ist, sondern selbst auch die von FICK nachgewiesenen zwei funktionell differenten Bündel in jedem Kreuzband bei der Wiederherstellung Beachtung finden müssen. Im speziellen geht LUDLOFF folgendermaßen vor: Nach Eröffnung des Gelenkes mit einem 25 cm langen Schnitt und Umkrempelung der

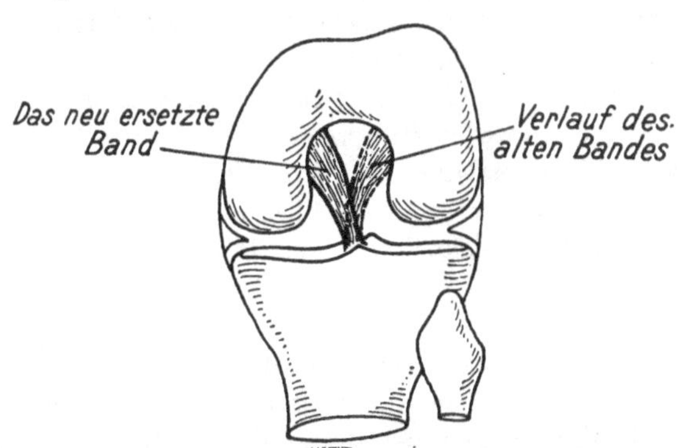

Abb. 52. Ersatz beider Kreuzbänder durch ein Band nach FARKAS. Das neu geschaffene Band nimmt eine Mittelstellung zwischen dem vorderen und hinteren Kreuzband ein, indem es tibial wie das vordere und femoral wie das hintere Band ansetzt.

Kniescheibe wird zunächst der mediale Condylus tibiae von medial unten nach lateral oben so durchbohrt, daß der Bohrer genau an der Ansatzstelle des vorderen Kreuzbandes herauskommt. In ähnlicher Weise wird der laterale Femurcondylus schräg von medial unten nach lateral oben durchbohrt. Aus der äußeren Faszie des nicht verletzten Oberschenkels muß ein 15 cm langer und 8 cm breiter Streifen herausgeschnitten und um einen dicken Seidenfaden eingerollt werden, so daß die dem Muskel zugekehrte Seite nach innen eingerollt wird. Das obere und das untere Ende wird mit einem Faden umschnürt und mit dem zentralen Streifen vernäht. Dieser Faszienstrang muß dann unter energischem Zug durch die Bohrlöcher von medial unten nach lateral oben gezogen werden. Eine Verankerung und Vernähung des Streifens braucht nicht vorgenommen zu werden, sondern der Streifen wird 1 cm außerhalb der Knochenkonturen in Streckstellung abgeschnitten. Das Lumen des Bohrloches und die Strangdicke sind so gewählt, daß der Faszienstreifen eng im Kanal bleiben kann (s. Abb. 51).

Das Wesentliche dieses Vorgehens besteht in der Nichtbefestigung des neugeschaffenen Bandes an seinen Enden, wodurch es sich der notwendigen funktionellen Länge anpassen kann. Wenn es zu kurz angeheftet wird, hindert es die Beugung, ist es aber zu lang, so besitzt es nicht die erforderliche Festigkeit.

Wir konnten die funktionellen Ergebnisse dieses Verfahrens nicht nachprüfen, da wir uns zu diesem Vorgehen nicht entschließen konnten. Unseres Erachtens ist die Befestigung des Bandes ein wesentlicher Faktor für den funktionellen Erfolg. Wohl ist uns bekannt, daß an der Technik der Bandverankerung die ganze plastische Operation scheitern kann. Das neue Band darf weder zu lang noch zu kurz sein. Die Verspannungstechnik spielt bei sämtlichen Verfahren die entscheidende Rolle.

Auch die Menisken wurden für den plastischen Ersatz als Material der Kreuzbänder verwandt, nachdem Perthes im Jahre 1917 diese als erster hierfür benutzte. Des öfteren wurde die Methode von Wittek angewandt, indem er in einem Bericht sieben Fälle, die nach dieser Technik operiert wurden, veröffentlichte. Er ging folgendermaßen vor: Der mediale Meniskus wird an seinem Hinterhorn durchtrennt und durch Längsschnitte verschmälert. Der ursprüngliche hintere Ansatz kommt an den äußeren Femurcondylus zu liegen und wird an der Innenseite desselben befestigt. Ohne Durchtrennung des Vorderhornes von seinem Ansatz wird eine zusätzliche Befestigung durch eine Schraube den Tibialen Ansatz sichern.

Dieses Vorgehen hat sich nicht allgemein durchsetzen können, da man verschiedene Bedenken dagegen äußerte, die sowohl die Art des verwandten Materials (Meniskus) als auch die Befestigung betrafen. Was das Material angeht, d. h. den Meniskus, so ist dieser nicht für die starken Zugkräfte, denen die Kreuzbänder ausgesetzt sind, genügend widerstandsfähig. Vielmehr ist sein feingeweblicher Aufbau so gestaltet, daß der Meniskus Druckkräften erheblichen Widerstand leisten kann. Wenn man auch annimmt, daß er sich im Laufe der Zeit umbaut, so kann inzwischen das neue Band erheblich geschädigt werden. In gleicher Weise ist die Art der Befestigung mit Schrauben keine ideale Lösung. Neben mechanischen Schädigungen der Gelenkoberflächen, Lockerung der Schrauben und Abreißungen des Bandes von diesen, können Reizerscheinungen unerwünschte Folgen sein.

Somit hat sich der vollständige Ersatz eines Kreuzbandes nach Hey-Groves mit oder ohne Modifikation nach Alwyn Smith immer mehr durchgesetzt und Anhänger verschafft. Die Vorteile dieses Vorgehens werden allgemein anerkannt, da die Wiederherstellung der anatomischen Verhältnisse hier in idealer Form verwirklicht wird. Sowohl das Material als auch die Befestigungsart sind zuverlässig und fest.

Wir haben in unserer Klinik folgende Technik in Anlehnung an Hey-Groves durchgeführt: Das Gelenk wird mit einem großen medialen S-Schnitt mit Einkerbung der Rektussehne sowie des Kniescheibenbandes eröffnet. Nach Umklappung der Kniescheibe wird der Hautschnitt bis zur Tuberositas tibiae verlängert, bis der mediale Teil des vorderen Schienbeinkopfes freiliegt. Die Inzision des Streckapparates muß bis auf den Knochen gehen. Nach Durchtrennung der Gelenkkapsel erfolgt eine genaue Besichtigung des Gelenkes. Anschließend wird ein schräger Bohrkanal medial von der Tuberositas tibiae bis ins Gelenk angelegt. Hierbei ist es wichtig, daß der Bohrer an der Stelle der Tibiagelenkfläche herauskommt, wo das vordere Kreuzband ansetzt. Eine große Inzision an der Außenseite des Oberschenkels muß die Faszia lata soweit freilegen, daß der Traktus ilio tibialis zum Vorschein kommt. Diese Inzision reicht vom oberen Ansatz des äußeren Seitenbandes bis handbreit unterhalb des Trochanter majors, d. h. in einer Ausdehnung von 25 cm. Nun wird ein Streifen aus der Faszia lata unter Einbeziehung des Traktus ilio tibialis so gestielt, daß dieser Streifen eine Größe von 25 × 3 cm erhält (s. Abb. 53, 54, 55, 56).

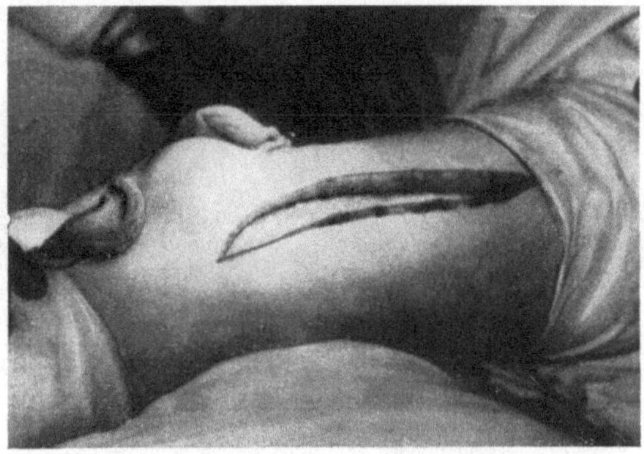

Abb. 53. Plastischer Ersatz des vorderen Kreuzbandes.
Große Inzision an der Außenseite des Oberschenkels zwecks Stielung eines Streifens aus der Fascia lata (Operationsbild).

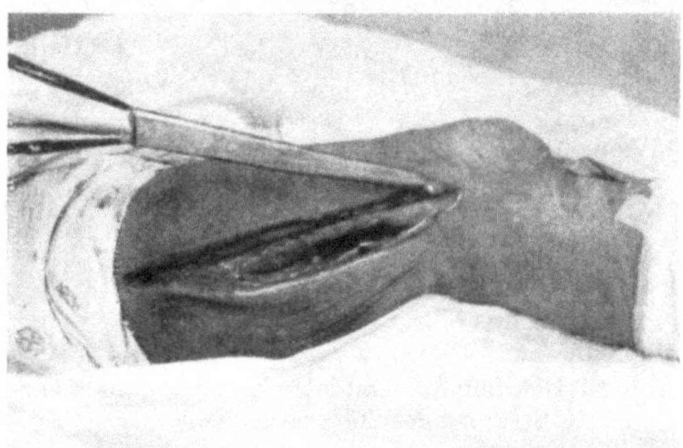

Abb. 54. Stielung des Tractus ilio tibialis aus der Fascia lata. Der Streifen hat eine Größe von 25 × 3 cm. Beim Durchziehen durch die Knochenkanäle rollt sich der Streifen von selbst ein.

Die Stielung erfolgt am äußeren Condylus. Direkt an der Basis des Streifens wird ein Knochenkanal ins Gelenk gebohrt, so daß der Bohrer genau an der Stelle im Gelenk herauskommt, an der sich der femorale Ansatz des geschädigten Kreuzbandes befindet. Der Kanal wird also von außen nach innen gebohrt.

Verschiedentlich wird das Bohren von innen nach außen als vorteilhafter geschildert, da man dann sicherer die Ansatzstelle der Kreuzbänder trifft. Dies ist technisch schwierig, da der Tibiakopf und besonders der innere Condylus nicht den genügenden Raum für den gewünschten Neigungswinkel des Bohrers zulassen, und man kann leicht Nebenverletzungen setzen.

Das richtige Bohren der Knochenkanäle durch den äußeren Femurcondylus und Tibiakopf gehört mit zu den wichtigsten und schwierigsten Aufgaben der Operation. Es sind daher gewisse technische Voraussetzungen zu beachten.

Erstens: soll der Knochenkanal weder zu klein noch zu groß ausfallen. Meist wird der Fehler begangen, daß dieser zu klein gebohrt wird. Wir verwenden einen Bohrer von 5 mm, der eine genügend große Lichtung schafft und trotzdem das Band eng umschließt. Ist der Bohrer zu eng, so wird sich der gestielte Streifen nicht durchzwingen lassen oder auch aufspalten. Bei dieser Manipulation geht dann viel Zeit verloren, wodurch die ganze Operation stark in die Länge gezogen wird.

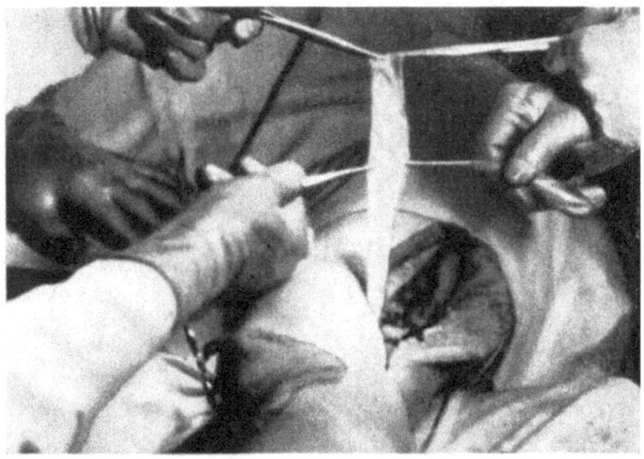

Abb. 55. Streifen aus der Fascia lata gestielt und an zwei Klemmen festgehalten.

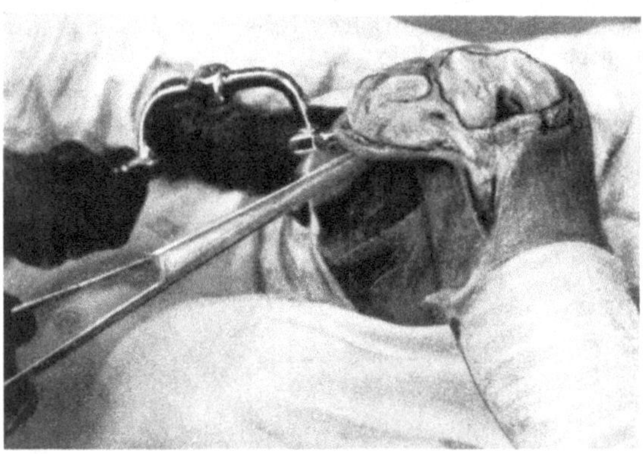

Abb. 56. Bohrung des femoralen Knochenkanals nach Stielung des Faszienstreifens.

Zweitens: müssen die intraartikulären Öffnungen der Kanäle unbedingt an den Ansätzen des Kreuzbandes münden. Nur dann kann man erwarten, daß das neu geschaffene Band den anatomischen Verlauf des natürlichen und gerissenen Bandes bekommt. Sind die Öffnungen zu weit vorn oder hinten, so können Gelenksperren, entweder bei der Streckung oder Beugung die Folge sein. Bei vorheriger Übung an der Leiche macht das genaue Treffen der Kreuzbandansätze mit dem Bohrer keine Schwierigkeiten.

Nachdem die Knochenkanäle gebohrt sind, wird der gestielte Faszienstreifen durch die Kanäle gezogen. Hierzu bedienen wir uns eines Schlingendrahtes und führen diesen zunächst durch den Kanal im äußeren Femurcondylus vom Gelenkinnern nach außen. In diese Schlinge wird der Faszienstreifen so eingelegt, daß mehr das Ende als die Basis des Streifens in die Schlinge zu liegen kommt. Danach wird an der Schlinge der Faszienstreifen ins Gelenk gezogen (s. Abb. 57 I, II, III, 58, 59, 60).

In gleicher Weise erfolgt der Durchzug des Faszienstreifens durch den Tibiakanal Ein wichtiges Kapitel bildet die Verspannung und Verankerung des neuen Bandes.

Auch hierüber herrschen bei den Sachkennern verschiedene Ansichten. Während einige das Band in bei 90° gebeugtem Knie spannen und befestigen (Bircher), wird von Hertel die Befestigung in Streckstellung des Kniegelenkes empfohlen. Aus den anatomischen Untersuchungen Fick's geht hervor, daß sich sowohl bei Streckung als auch

Beugung immer ein Teil der Bündel in Spannung befindet und Parallelverschiebungen der Schienbeingelenkfläche verhindern. Die Nachahmung dieser idealen und natürlichen

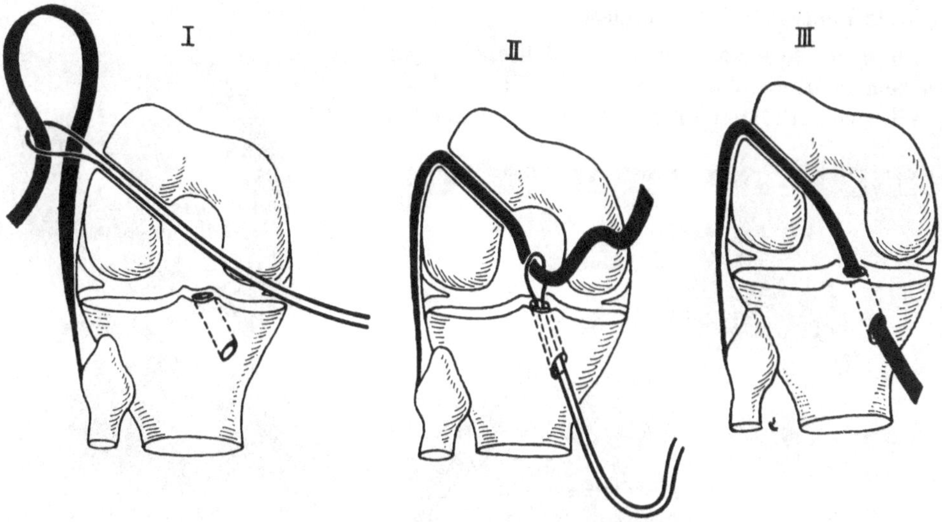

Abb. 57. Plastik des vorderen Kreuzbandes.

I. Der gestielte Faszienstreifen wird mittels einer Drahtschlinge, die durch den Femurkanal eingeführt wird, gefaßt und durchgezogen.

II. Anschließend wird der Schlingendraht erneut durch den Knochenkanal im Tibiakopf durchgesteckt, der Faszienstreifen in die Schlinge eingelegt und durchgezogen.

III. Der Streifen ist durch beide Knochenkanäle durchgezogen, jedoch noch nicht verankert.

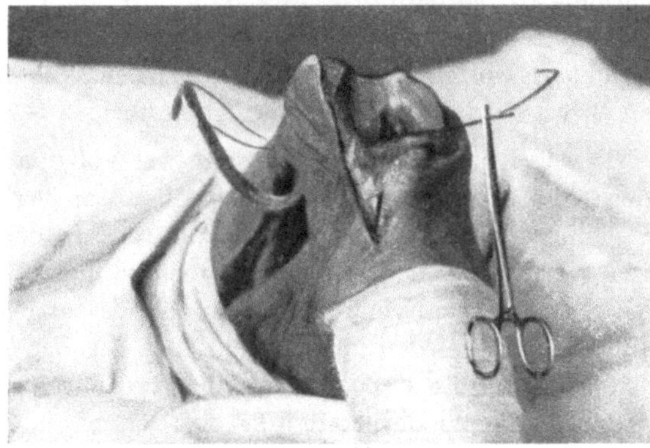

Abb. 58. Der gestielte Streifen aus dem Tractus iliotibialis wird in einen Schlingendraht eingelegt und ins Gelenk durchgezogen. Der Unterschenkel steht hierbei in einer Beugung von 90°.

Verspannung ist bisher mit keiner Methode erreicht worden. Es muß daher ein Mittelweg gefunden werden, der sowohl in Streckstellung, halber und voller Beugung möglichst, straffe Spannungsverhältnisse schafft, aber auch nicht zur Beuge- oder Streckbehinderung führt. Wird das neu geschaffene Band maximal in Streckstellung verankert, so ist es am kürzesten und wird die Beugung behindern. Befestigt man dagegen das neue Band in Beugestellung so wird es zu lang ausfallen. Diese Differenz wird um so geringer sein je genauer die Bohrlöcher die Ansätze des Kreuzbandes treffen.

Aus diesen Überlegungen und Beobachtungen an Leichenknien, Operationstisch und der späteren Funktion befestigen wir das Band bei halber Beugung des Unterschenkels in 160° und spannen es so, daß es weder zu straff noch zu locker wird. Somit wird weder die Streckung noch die Beugung behindert. Je mehr wir nach der Verspannung den Unterschenkel in Beugung bringen, um so mehr wird sich das neugeschaffene Band anspannen, was ja gerade erwünscht ist. Dadurch werden Parallelverschiebungen des Schienbeinkopfes in Beugestellung verhindert.

Im einzelnen gehen wir so vor, daß am Ausgang aus dem Schienbeinknochenkanal das Band, ohne es zunächst zu verkürzen, an dem Kniescheibenband mit

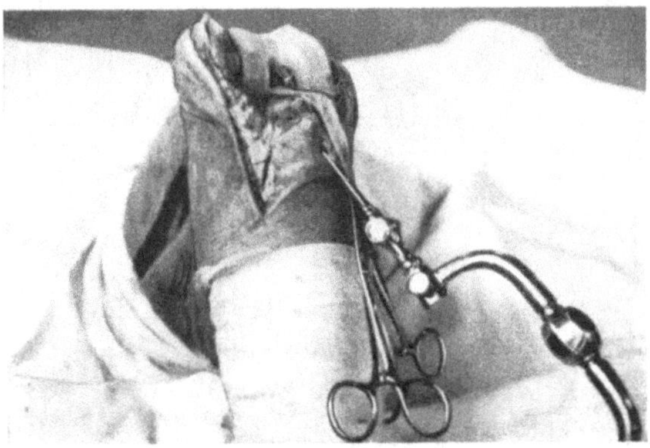

Abb. 59. Bohrung des Knochenkanals durch den Tibiakopf zum tibialen Ansatz des vorderen Kreuzbandes. Der plastisch gebildete Streifen ist bereits durch den femoralen Bohrkanal durchgezogen.

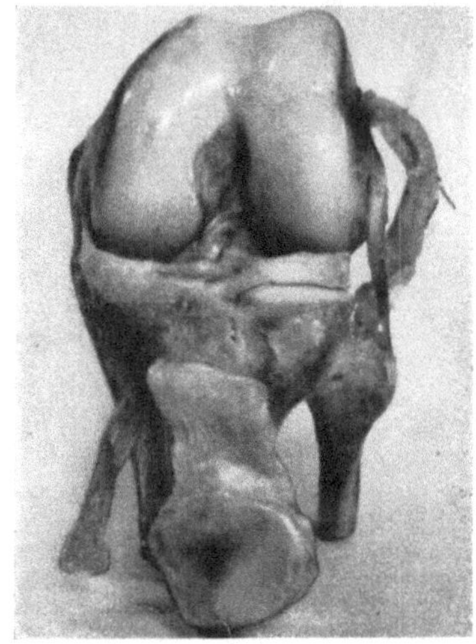

Abb. 60. Darstellung der vorderen Kreuzbandplastik am präparierten Knie. Das neugebildete Band hat den gleichen Verlauf wie das anatomische ursprüngliche Band.

Perlonfäden vernäht wird. Mit einer KOCHERklemme, mit welcher das Ende des Bandes festgehalten wird, spannt man dieses mit der linken Hand leicht an, während die rechte Hand die Einzelnähte legt. Diese werden vom Assistenten geknüpft. Nun bleibt noch ein 8 bis 10 cm langer Faszienstrang übrig.

Dieser Reststreifen ist uns sehr wertvoll, da wir damit die Möglichkeit haben, das meist mitgeschädigte mediale Seitenband zu verstärken. Es ist ja bekannt, daß gerade das innere Seitenband bei Verletzung des vorderen Kreuzbandes häufig mitverletzt ist und es war ALWYN SMITH, der als erster die kombinierte Technik zur Wiederherstellung des geschädigten Kreuz- und Seitenbandes angegeben hat. Nach Ansicht von MILCH, sind die Beschwerden und Unsicherheit des Kniegelenkes mehr auf die Schädigung des Seiten- als die des Kreuzbandes zurückzuführen. Insofern muß sich auch die Behandlung mehr auf die Wiederherstellung des Seitenbandes als auf die des Kreuzbandes richten. Aus diesem Grunde wird dem Verfahren von ALWYN SMITH von vielen Sachkennern der Vorzug vor dem Verfahren von HEY-GROVES, der das Seitenband unberücksichtigt läßt, gegeben.

Entschließen wir uns also auch, das Seitenband zu verstärken, so wird der Reststreifen des gestielten Faszienstreifens hierzu verwandt. Wir brauchen hierzu den Hautschnitt meist nicht zu verlängern, sondern es genügt, die Haut bis zum medialen Seitenband zurückzupräparieren. Nachdem das mediale Seitenband freiliegt, schlägt man sich den Faszienstreifen nach oben. Anschließend wird der Reststreifen mit Einzelknopfnähten bei halb gebeugtem Knie auf das innere Seitenband bis zum proximalen Ansatz aufgesteppt (s. Abb. 61, 62).

Anschließend wird die Gelenkkapsel verschlossen. Es darf hierbei nicht vergessen werden, daß auch das eingekerbte Kniescheibenband und die Quadricepssehne sorgfältig zu versorgen sind. Danach Lösung der Blutleere, Verschluß der Haut, Vernähung des Faszienschlitzes mit Katgutnähten und des Hautschnittes an der Außenseite des Knies mit Seide.

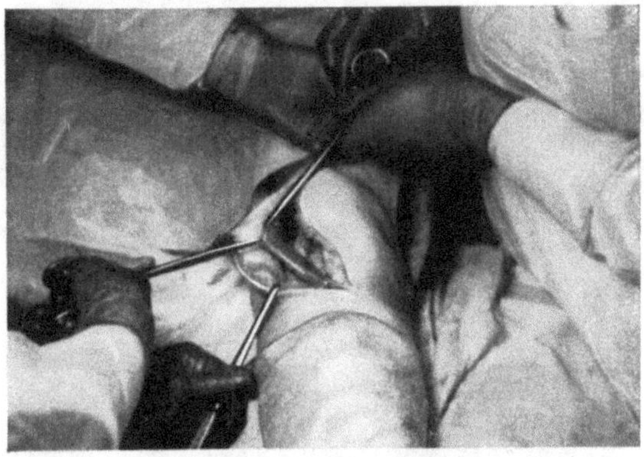

Abb. 61. Operation nach ALWYN SMITH. Zur Verstärkung des inneren Seitenbandes wird der Rest des Streifens nach innen oben umgeschlagen und an das innere Seitenband angelegt.

Wird von der Verstärkung des Seitenbandes kein Gebrauch gemacht, so kann nach Befestigung des Bandes am Kniescheibenband die Operation beendet werden.

Wir konnten die kombinierte Technik von ALWYN SMITH in vier Fällen anwenden und haben uns von der Wirksamkeit dieser Verstärkung des inneren Seitenbandes überzeugen können. Viele Autoren wenden diese Technik gern an und H. MILCH vertritt die Auffassung, daß erst die Verbesserung von SMITH der Methode von HEY-GROVES zu besseren Ergebnissen verholfen hat.

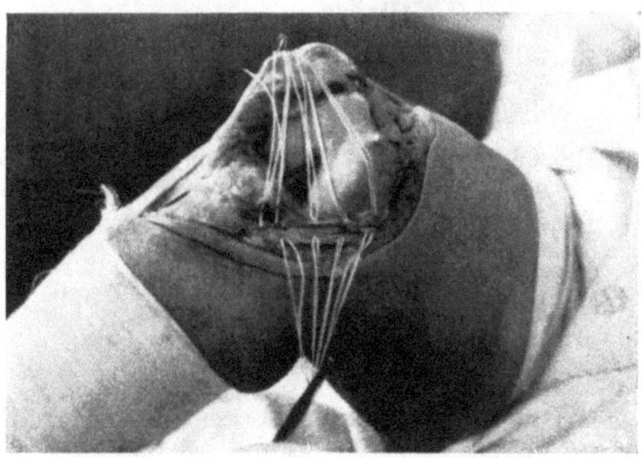

Abb. 62. Der Reststreifen wird im Verlauf des inneren und geschädigten Seitenbandes aufgesteppt und reicht bis zum proximalen Ansatz des Seitenbandes.

FELSENREICH legt auf die Verstärkung des inneren Seitenbandes keinen großen Wert, weil seiner Ansicht nach frische Verletzungen doch nicht operiert werden und die Seitenbandverletzungen meist konservativ ausheilen. Außerdem wird die übergroße Inzision damit vermieden. Wir können uns dieser Ansicht nicht anschließen, da vielfach gerade die Fälle Anlaß zu Operationen geben, die unter dem Begriff „nicht kompensierter Kreuzbandschaden" eine Seitenbandlockerung zusätzlich aufweisen. Wir wissen auch, daß nicht unbedingt jede Seitenbandbeschädigung auf konservativem Wege ausheilt und die zahlreichen Operationsvorschläge zur Wiederherstellung der Seitenbandfestigkeit sind der beste Beweis für diese Behauptung. Unsere Ansicht bezüglich der kombinierten Methode HEY-GROVES — ALWYN SMITH: Sie stellt die beste Möglichkeit dar, eine kombinierte Kreuz- und Seitenbandbeschädigung auf operativem Wege zu beseitigen. Sie sollte auch immer bei kombinierten Schädigungen Anwendung finden.

Wiederherstellung des hinteren Kreuzbandes

Da das hintere Kreuzband wesentlich seltener als das vordere zu Schaden kommt, wird die Wiederherstellung des hinteren Bandes viel seltener Anwendung finden. Häufiger als isolierte Schädigung des hinteren Kreuzbandes kommen Verletzungen beider Kreuzbänder vor.

Die Versorgung einer Verletzung des hinteren Kreuzbandes gestaltet sich technisch schwieriger als einer vorderen Bandverletzung und es ist nur gut, daß sich die Gelegenheit für eine hintere Plastik seltener darbietet. Die Ursachen für diese Schwierigkeiten

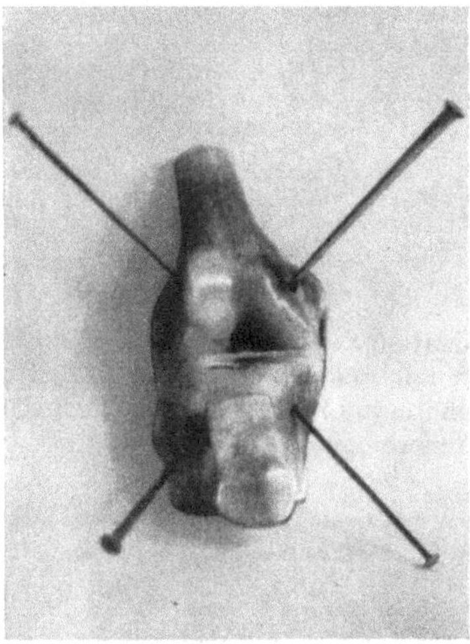

Abb. 63. Am präparierten Knie sind die Bohrlöcher für die Plastik des vorderen und hinteren Bandes angelegt. Um die Richtung der Bohrlöcher anzuzeigen, sind in diese Knochennägel eingelegt. Ansicht von vorn bei leicht gebeugtem Knie.

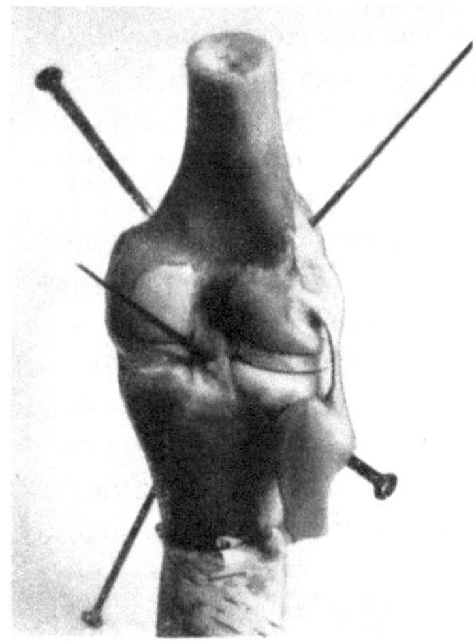

Abb. 64. Richtung der Bohrlöcher bei der Plastik des vorderen und hinteren Bandes. Ansicht von hinten. Die durchgesteckten Nägel zeigen die Richtung der gebohrten Löcher an.

liegen einmal in der schlechteren Übersichtlichkeit zum Zweiten in dem schwierigen Zugang zu den Ansätzen des hinteren Bandes.

Entsprechend der geringeren Häufigkeit der Hinterbandverletzungen sind auch die operativen Vorschläge zur Wiederherstellung des hinteren Bandes seltener. Erwähnt wurde schon der Vorschlag von LEXER (s. S. 61). Auch der Meniskus wurde zum Ersatz des hinteren Bandes verwandt. Hierfür wurde der äußere Meniskus entnommen (SCHULZE).

HEY-GROVES hat unter 14 Fällen zweimal das hintere und zweimal beide Kreuzbänder wiederhergestellt, indem er für das hintere Kreuzband die Sehnen des Semitendinosus und Gracilis verwandt hat, nachdem diese am Übergang zum Muskelbauch abgeschnitten wurden. Die Gelenkkapsel wird anschließend durchstoßen und die Sehnen ins Gelenkinnere durchgezogen. Nach Anlegung eines Bohrkanals durch den medialen Femurcondylus werden die Sehnen durch diesen durchgezogen und in Streckstellung des Kniegelenkes verspannt und befestigt.

Auch Gallie, William Edward and A. B. le Mesurier verwandten in Anlehnung an Hey-Groves die Sehne des Semitendinosus mit dem Unterschied, daß diese durch einen direkt über dessen Ansatz beginnenden Knochenkanal durch den Schienbeinkopf durchgezogen wird. Durch diesen Kanal läuft sie ins Gelenkinnere zur Innenseite des medialen Condylus. Ein anderes Vorgehen zur Wiederherstellung des hinteren Kreuzbandes hat H. von Brücke entwickelt. In Anlehnung an die vordere Plastik von Hey-Groves stielt Brücke den Traktus ilio tibialis in seiner ganzen Länge und einer Breite von 5 cm. Dieser Faszienstreifen wird dann zwischen Tibia und Fibulaköpfchen gegen die Fossa poplitea durchgezogen und gelangt so an den tibialen Ansatz des hinteren

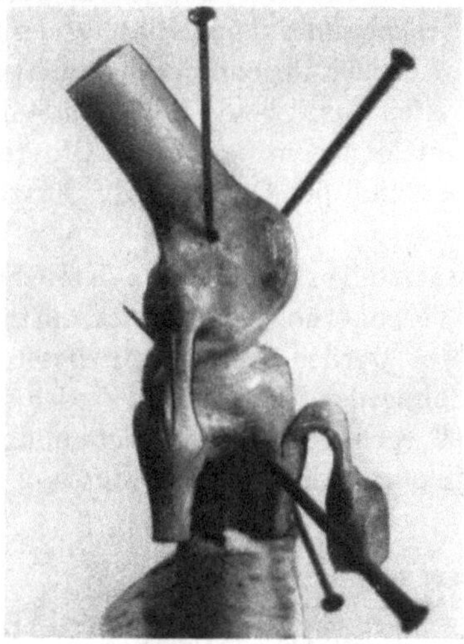

Abb. 65. Präpariertes Knie mit angelegten Bohrlöchern und eingelegten Nägeln zwecks Kenntlichmachung der Bohrrichtung bei der vorderen und hinteren Plastik. Ansicht von der Seite.

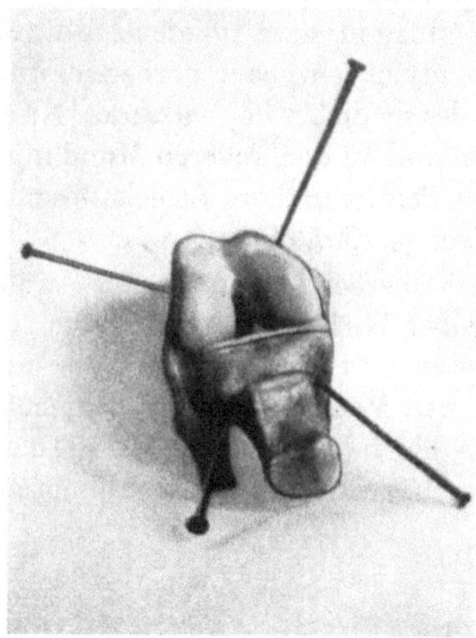

Abb. 66. Gebeugtes präpariertes Knie mit angelegten Bohrlöchern und eingelegten Nägeln zwecks Bohrlochrichtungsbestimmung.

Kreuzbandes. Entsprechend dem Verlaufe des hinteren Kreuzbandes wird der Streifen an die Innenseite des medialen Condylus herangeführt und nach Durchbohrung des Condylus durchgezogen und in der Gegend des medialen Seitenbandes subperiostal verankert. Anschließend muß das Kniegelenk für 10 bis 12 Wochen ruhiggestellt werden (s. Abb. 67).

Ähnlich geht auch W. Jaroschy vor: Nach Eröffnung des Gelenkes entnimmt er einen 20 cm langen und 2 cm breiten Streifen aus der Faszia lata, bohrt einen schrägen Bohrkanal durch den medialen Condylus, so daß sein intraartikuläres Ende dem Ansatz des hinteren Kreuzbandes entspricht. Der zur Faszienentnahme angelegte Schnitt wird bogenförmig zur Kniekehle verlängert und der hintere Rand der Tibiagelenkfläche medial von der Bicepssehne freigelegt. Durchstoßen der Kapselwand von vorn und Einführung des Faszienstreifens von hinten nach vorn. Vernähung mit dem Periost und Ligamentum transversum mittels Seidennähten. Das freie Ende des Streifens wird in den femoralen Bohrkanal gezogen und unter Spannung vernäht.

Wir haben uns diesen Vorschlägen nicht ganz anschließen können, da es erstens bei dem Vorgehen von Brücke zur Schädigung des Peronaeus durch das Hindurchziehen des Streifens zwischen Fibulaköpfchen und Tibia kommen kann und zweitens besteht die Gefahr der Verletzung der Nerven und Gefäße im Planum popliteum.

Es ist nicht einzusehen, warum nicht auch bei der Wiederherstellung des hinteren Bandes ein Bohrkanal von vorn lateral angelegt werden kann. Technisch ist das gut möglich. Wir gingen hierbei folgendermaßen vor: Aus dem Traktus ilio tibialis wird ein 25 cm langer und 3 cm breiter Streifen herausgeschnitten.

Der Hautschnitt an der Außenseite des Oberschenkels wird anschließend hakenförmig bis zur Tuberositas tibiae verlängert. Bohrung eines Knochenkanals, lateral von der Tuberositas tibiae bis zum tibialen Ansatz des hinteren Kreuzbandes. Tunnellierung des medialen Condylus fem. nach vorheriger Inzision der Haut in der Gegend des proximalen Ansatzes des medialen Seitenbandes. Nun wird der Streifen durch beide Bohrkanäle durchgezogen und an den äußeren Mündungen der Bohrkanäle in Semiflexion des Unterschenkels am Periost und am Streckapparat befestigt. Verschluß des Gelenkes, der Faszie und der Haut (s. Abb. 68).

Auch hierbei ist das genaue Anbohren der Ansatzstellen des hinteren Kreuzbandes von großer Wichtigkeit. Bei der Verspannung und Verankerung des Bandes müssen die bekannten und erwähnten Voraussetzungen beachtet werden. Wir geben diesem Verfahren den Vorzug auch vor denjenigen, die die Sehne des M. tendinosus oder andere Sehnen hierzu verwenden. Es ist das einfachste Vorgehen zur Wiederherstellung des hinteren Kreuzbandes und entspricht am meisten den anatomischen Verhältnissen.

Wiederherstellung beider Kreuzbänder

Da die Verletzung beider Kreuzbänder häufiger als die isolierte Verletzung des hinteren Kreuzbandes vorkommt, muß man sich die Frage vorlegen, wie man diese technisch wieder herstellen kann. Ist es überhaupt berechtigt und zweckmäßig beide Bänder wieder herzustellen oder sind die Gefahren hierbei nicht zu groß? Denn es ergibt sich aus der bisher geschilderten Technik, daß die Operation sich doppelt so eingreifend gestalten wird. Es muß hierbei die Forderung gestellt werden, daß sich die Wiederherstellungsmaßnahmen und ihre abschätzbaren Gefahren in einem gesunden Verhältnis zu den Insuffizienzerscheinungen des Kniegelenkes befinden müssen. Es wird uns nicht schwer fallen, den Eingriff an einem Kniegelenk vorzunehmen, dessen Schlotterung, besonders in Beugestellung stark in Erscheinung tritt und nur durch einen Hülsenapparat unvollkommen festgehalten werden kann. Entschließen wir uns aber zur Operation dann müssen wir bei Zerreißung beider Bänder auch beide wieder herstellen. Es genügt nicht palliativ nur das vordere oder hintere Band zu ersetzen. Dieses Vorgehen würde für die Funktion keinen Nutzen bedeuten.

Wenn man das Schrifttum überschaut, so sind die Vorschläge zur Wiederherstellung beider Kreuzbänder sehr spärlich. Die Ursache hierfür liegt wohl in der Seltenheit der Verletzung beider Bänder, andererseits in den technischen Schwierigkeiten, die eine Wiederherstellung mit sich bringt.

Wir haben uns bei Verletzungen beider Kreuzbänder für eine kombinierte Plastik des vorderen und hinteren Bandes entschlossen und gehen wie folgt vor: Nach Eröffnung des Gelenkes durch den medialen S-Schnitt wird das Gelenkinnere und der Zustand beider

Kreuzbänder revidiert. Die zerrissenen Bandstümpfe werden zunächst noch belassen und es wird anschließend wie bei der Plastik des vorderen Bandes vorgegangen, indem medial von der Tuberositas tibiae ein schräger Bohrkanal bis zur tibialen Ansatzstelle des vorderen Kreuzbandes gebohrt wird. Anschließend große Inzision an der Außenseite des Oberschenkels, Stielung eines 25 cm × 3 cm großen Streifens, Durchbohrung des äußeren Femurcondylus, Entfernung der alten Stümpfe der Kreuzbänder. Mit einem Schlingendraht wird der Streifen durch beide Kanäle durchgezogen bis er an der tibialen Mündung herauskommt. Bei diesem Vorgehen besteht kein Unterschied zur vorderen Kreuzbandplastik. Nun schreiten wir zur Plastik des hinteren Bandes in der bereits beschriebenen

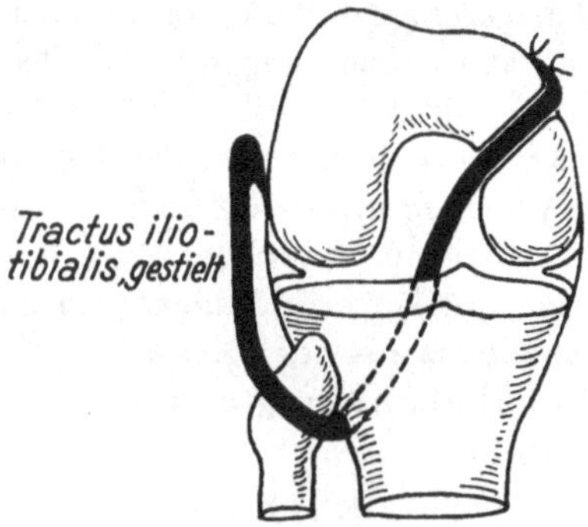

Abb. 67.

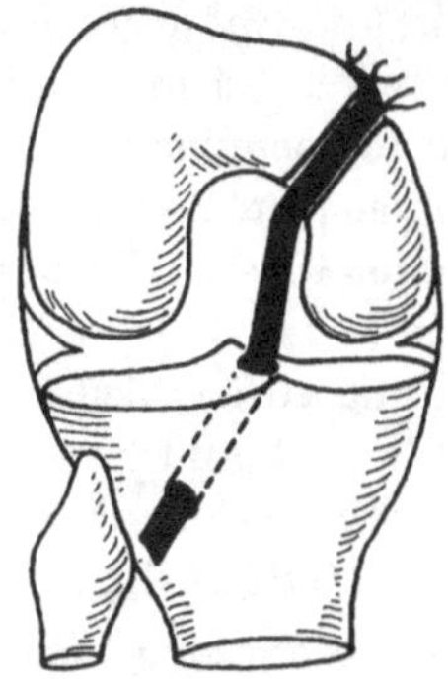

Abb. 68.

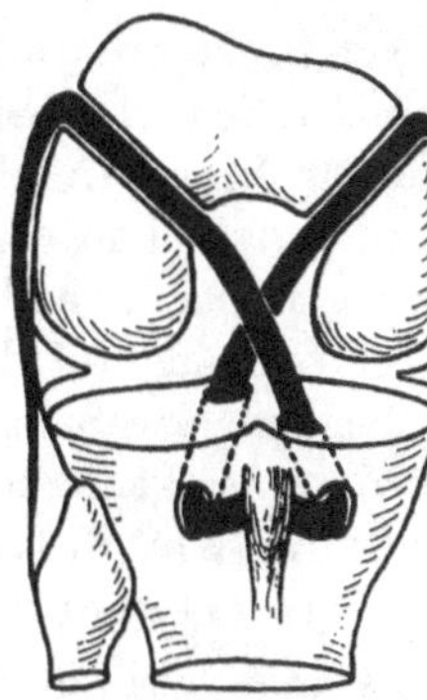

Abb. 69.

Abb. 67. Plastik des hinteren Kreuzbandes nach H. v. Brücke. Der gestielte Tractus ilio-tibialis wird zwischen Tibia und Fibulakopf zur Fossa poplitea geführt und nach Einführung ins Gelenk und Durchbohrung des medialen Condylus fem. an der Außenseite desselben subperiostal verankert.

Abb. 68. Plastik des hinteren Kreuzbandes mit einem freien Streifen aus dem Tractus ilio-tibialis. Der Streifen aus dem Tractus ilio-tibialis (nicht gestielt, sondern herausgeschnitten) wird durch zwei Kanäle, einem im Tibiakopf, den zweiten am inneren Femurcondylus durchgezogen und an den äußeren Mündungen der Kanäle verankert.

Abb. 69. Wiederherstellung beider Kreuzbänder mit der doppelten Plastik. Kombinierte vordere und hintere Kreuzbandplastik.

Form: Hakenförmige Verlängerung des Hautschnittes bis zum Tibiakopf, Tunnelierung desselben zum tibialen Ansatz des hinteren Kreuzbandes, Schlitzung der Haut über dem inneren Epicondylus fem., Bohrung eines Kanals durch den medialen Femurcondylus. Nochmalige Entnahme eines 20 × 3 cm großen Faszienstreifens aus der Faszia lata, Durchführung dieses Streifens durch die entsprechenden Kanäle und Festnähung des Streifens am inneren Condylus. Das Kniescheibenband und die darüber liegende Haut wird von lateral nach medial mit einer Kochersonde unterfahren und das tibiale Ende des hinteren Kreuzbandes nach medial durchgezogen. Nach Spannung in halber Beugung des Unterschenkels Vernähung der Bänder an den Austrittsstellen der Knochenkanäle, am Kniescheibenband und miteinander. Verschluß der Gelenkkapsel, der Faszie und der Haut (s. Abb. 63, 64, 65, 66, 69).

XII. Nachbehandlung

Nach Verschluß der Operationswunde wird das umgebende Wundgebiet mit Kochsalz gesäubert, die Hautwunde mit Jod bestrichen, mit Silberfolie und Verbandmull bedeckt. Die Verbandslagen werden so um das Knie gelegt, daß die Kniescheibe freibleibt. Darüber kommen zwei sterile Papierbinden und zwar von der Mitte der Wade bis zum Trochanter. Wir machen von den Papierbinden insofern gern Gebrauch, als es dabei nicht zu Stauungserscheinungen kommt. Schließlich werden von den Zehenzwischenfalten bis zum Trochanter zwei Trikotschlauchbinden um das Bein gewickelt. Bei diesem Vorgehen erlebten wir weder eine Nachblutung noch stärkere Stauungserscheinungen.

Von größter Wichtigkeit ist die Ruhigstellung und Lagerung des Beines in der nachfolgenden Zeit. Hierbei stehen wir auf dem Standpunkt, daß die Lagerung in halber Beugung für Kreuzbandplastiken unvorteilhaft ist, und zwar aus der Überlegung und Erfahrung, daß es in der nachfolgenden Zeit zu einer geringen Schrumpfung der Bänder kommt, wobei die halbe Beugung dieser Schrumpfung Vorschub leistet. Bei Lagerung in halber Beugung auf der Braunschen Schiene kann es passieren, daß nach Wegnahme der Schiene eine Streckhemmung zurückbleibt, die dann mit keinerlei Maßnahmen behoben werden kann und sich für die Funktion äußerst ungünstig auswirkt. Eine Streckhemmung als Folge der Operation oder der Nachbehandlung bedeutet für den Verletzten eine schwerste Schädigung.

Es muß also in der Nachbehandlung auf diese Komplikation geachtet werden, und die Lagerung des operierten Beines erfolgt daher in Streckstellung des Kniegelenkes. Wir legen das operierte Bein zwischen Sandsäcke und unterstützen den Fuß durch Fußbänkchen.

Sofort nach der Operation wird mit der Penicillinprophylaxe begonnen, und zwar in Abständen von 3 Stunden 50.000 I.E., im ganzen werden 3.000.000 I.E. verabfolgt.

Am 10. Tage nach der Operation erfolgt die Abnahme des Verbandes, wobei die Fäden entfernt werden. Anschließend wird die Trikotschlauchbinde wieder angewickelt. Ist die Wunde primär verheilt, so wird mit aktiven Übungen im Sprung- und Hüftgelenk begonnen, wodurch eine stärkere Atrophie der Oberschenkelmuskulatur vermieden und die Durchblutung gefördert wird. Vom 14. Tage ab nach der Operation wird vorsichtig mit aktiven Übungen begonnen und vier Wochen nach der Operation steht der Patient auf. Vor dem Aufstehen wird eine elastische Binde von den Zehen bis unter das Knie angelegt, während um das Knie selbst eine Trikotschlauchbinde gewickelt wird. Es werden weder Massage noch passive Bewegungen verabfolgt. In der fünften Woche nach der Operation erfolgt die Entlassung in ambulante Behandlung. Zu dieser Zeit muß der Patient das Knie bis 90° beugen können. Nach dem Aufstehen kann das Knie vorübergehend stärker anschwellen. Durch Applikation von trockener Wärme (Heißluft) und Wickelung mit der elastischen Trikotschlauchbinde läßt sich diese Schwellung bald beherrschen. Bei so einem Vorgehen wird das Knie nach acht bis zehn Wochen in vollem Umfange beweglich.

Von fixierenden Verbänden (Gips) im Anschluß an die Operation machen wir keinerlei Gebrauch, da wir diese für schädlich und unzweckmäßig halten. Diese führen zu Versteifungen, insbesondere dann, wenn der Gipsverband in halber oder rechtwinkliger Beugung angelegt wird, wie es verschiedentlich empfohlen wurde.

XIII. Postoperative Störungen

Die schwerste Komplikation in der Nachbehandlung ist die Infektion des Gelenkes. Sie wird nicht nur den Erfolg der Operation in Frage stellen, sondern bedeutet eine Gefahr für das ganze Bein. Die sich im Gelenk ausbreitende Infektion kann durch die Bohrlöcher in die Markräume des Ober- und Unterschenkels übergreifen und zu einer schweren Osteomyelitis führen. Diese Gefahr war eine der Hauptursachen, weswegen die Operationen zur Wiederherstellung der Kreuzbänder mit großer Zurückhaltung ausgeführt wurden. In unserem umfangreichen Operationsmaterial haben wir nicht eine Infektion des Gelenkes erlebt. Auch heute, im Zeitalter der Sulfonamide und des Penicillins darf diese Gefahr nicht bagatellisiert werden. Es müssen zum Gelingen der Kreuzbandoperationen alle Vorbedingungen strengstens beachet werden:

1. Peinlichste Asepsis,
2. exaktes und rasches Operieren,
3. gute Blutstillung,
4. gute Adaptation der Haut,
5. Ausschluß anderer Infektionsquellen, (Angina, Furunkulose u. a. m.),
6. gute postoperative Lagerung und Ruhigstellung,
7. einwandfreie Verbandtechnik,
8. Penicillinprophylaxe.

Bei Beachtung dieser Grundsätze ist die Gefahr der Infektion auf ein Minimum reduziert. Kommt es aber zu dieser, so braucht nicht sofort das Kniegelenk breit drainiert oder das neu ersetzte Band entfernt werden. Wir müssen versuchen, mit Punktionen und intraartikulären Penicillininstallationen in Verbindung mit einer Ruhigstellung in Gipsverband die Infektion zu beherrschen. Somit wird auch der Erfolg der Operation erhalten bleiben und man kann trotzdem noch mit einem befriedigenden Ergebnis der Operation rechnen. Kann man mit diesem Vorgehen den stürmischen Verlauf der Infektion nicht kupieren, so dürfen selbstverständlich nicht die notwendigen chirurgischen Maßnahmen verpaßt werden. Diese bestehen in erster Linie aus der Entfernung des neugeschaffenen Bandes, da dieses doch nur als Fremdkörper wirkt und die Bohrlöcher verstopft.

Demgegenüber wird eine Fadeneiterung, Serombildung, Hautnekrose oder eine oberflächliche subkutane Eiterung keinen Anlaß zu größerer Besorgnis geben, sie bedeuten lediglich eine gewisse Verzögerung der aktiven Bewegungstherapie.

Unangenehm und für die Operation verzögernd kann sich das Abbrechen eines Bohrers bemerkbar machen. Diese Komplikation wird dann eintreten, wenn bei der Bildung der Knochenkanäle plötzlich die Richtung geändert wird. Dieses Ereignis ist uns zweimal passiert, wobei es uns jedoch ohne größere Schwierigkeiten und ohne Verzögerung einfach mit Hilfe eines Pfriemens gelang, das abgebrochene Stück herauszubekommen. Belehrt durch diese Ereignisse haben wir bei Bohrungen der Kanäle und notwendigen Richtungsänderungen den Bohrer immer von neuem angesetzt. Gelingt mal die Herausnahme eines abgebrochenen Stückes des Bohrers nicht, so soll auf keinen Fall durch stundenlanges Suchen im offenen Gelenk die Gefahr der Infektion heraufbeschworen werden. Es muß erst die Operation zu Ende geführt und in einer zweiten Sitzung das abgebrochene Stück entfernt werden.

Bei richtiger Schnittführung wird man mit dem N. Peronaeus nicht in Konflikt kommen, besonders bei der Stielung des Faszienstreifens muß darauf geachtet werden, daß man nicht zu weit nach lateral auf das Fibulaköpfchen gelangt. Bei richtiger Technik besteht eigentlich nicht die Gefahr der Verletzung des N. Peronaeus.

Postoperative Gelenkergüsse können die Heilung unliebsam verlängern. Meist tritt der postoperative Erguß nach dem ersten Aufstehen in Erscheinung. Gelegentlich kann er auch bei zu stark forcierter Behandlung auftreten. Diese Ergüsse können sehr hartnäckig sein und es gelingt nicht immer, diese in kurzer Zeit zum Verschwinden zu bringen. In der Literatur wird zahlreich über diese Schwierigkeiten berichtet und die Vorschläge zur Beseitigung eines Ergusses sind ebenso zahlreich.

Neben Ruhigstellungen in Gips, intraartikulären Jodinstallationen, Röntgenbestrahlung wird selbst die totale Synoviektomie des Gelenkes empfohlen.

Die postoperativen Spätergüsse sind meist die Folge der unzweckmäßigen Nachbehandlung und entstehen durch forcierte Behandlungsmethoden. Eine zu aktive Nachbehandlung durch Massage und passive Bewegungen unterstützt, kann durch die auftretenden Schmerzen zur Auslösung eines SUDECKschen Symptomkomplexes führen, wobei als Teilsymptom der Gelenkerguß aufzutreten pflegt. Aber auch wenn keine Massage und passiven Bewegungen durchgeführt werden, kann selbst eine zu frühzeitige aktive und schmerzhafte Nachbehandlung den SUDECK auslösen. Insbesondere darf die Nachbehandlung keine Schmerzen verursachen. Der von BÖHLER geprägte Leitsatz in der Nachbehandlung:

„Keine Übung darf Schmerzen verursachen" soll auch hier Beachtung finden. Es hat sich bei uns folgendes Vorgehen bewährt: Wenn nach den ersten aktiven Bewegungen oder nach dem ersten Aufstehen ein Gelenkerguß auftritt, dann ist die beste Behandlung die Ruhigstellung, indem das Bein flach im Bett für zwei bis vier Tage gelagert wird und erst nach dem Zurückgehen des Ergusses, der Schwellung und der Schmerzen, wird erneut mit „unterschwelligen" Bewegungsreizen begonnen.

Abgesehen von den bereits erwähnten Ursachen der Streck- oder Beugehemmung kann eine falsch durchgeführte Nachbehandlung ebenso zur partiellen Versteifung des operierten Kniegelenkes führen. Durch die Schmerzen wird das Knie zur Entspannung in leichter Beugung gehalten. Indem der Reizzustand durch schmerzhafte Behandlungsmaßnahmen unterhalten wird, kommt es allmählich zur Fixierung der Semiflexionsstellung. Es ist dann die sowohl von Laien und Ärzten gefürchtete „Versteifung" eingetreten.

Wenn der Chirurg den Patienten nach der Entlassung von der Station einem Massageinstitut überläßt, so braucht er sich gar nicht zu wundern, wenn solch ein versteiftes Knie resultiert.

XIV. Histopathologie des verletzten Kreuzbandes

Die umfangreiche Forschung der letzten Jahrzehnte auf dem Gebiete der spontanen und unfallmäßig entstandenen Meniskusschädigung führte zu einer so ausgiebigen Diskussion, daß PAYR den Ausdruck von der „halbmondförmigen Sonderwissenschaft" prägte. Besonders von versicherungsmedizinischer Seite ist das Problem der traumatischen und spontanen Meniskusverletzung aufgerollt worden, insbesondere als TOBLER das Zustandekommen einer Meniskusverletzung nur bei Vorhandensein von Degenerationserscheinungen erklären wollte. Der Beweis für diese Behauptung wäre an und für sich nicht schwer, wenn sich nicht an den Menisken schon in verhältnismäßig frühem

Alter Abbau- und Abnutzungsvorgänge zeigen würden, die keinen krankhaften Vorgang darstellen. Es würden also nur graduelle Unterschiede in den Abnutzungsvorgängen sein, die eine Unterscheidung zwischen „gesundem" und „krankhaft" verändertem Meniskus erlauben. Die Unsicherheit und Schwierigkeit in der Beurteilung wird dadurch noch gesteigert, indem bei einer längere Zeit zurückliegenden Läsion die Gewebsveränderungen, die erst nach der Läsion eintreten, auch den Charakter degenerativer Schädigungen annehmen können, womit eine einwandfreie Beurteilung erschwert wird.

Histologische Untersuchungen nach Meniskusverletzungen liegen also in sehr umfangreichem Maße vor. Die Frage, ob mit Hilfe des histologischen Bildes eine Unterscheidung zwischen spontaner und traumatischer Zerreißung möglich sei, ist wohl so entschieden, daß dies in den meisten Fällen nicht möglich sein wird.

Diese Problematik liegt bei Kreuzbandverletzungen kaum vor. Es muß jedoch der Einwand gemacht werden, daß feingewebliche Untersuchungen nach Kreuzbandverletzungen bisher nur vereinzelt durchgeführt wurden. Das hat verschiedene Gründe:

1. Sind Meniskusverletzungen wesentlich häufiger als Kreuzbandverletzungen;

2. gestaltet sich die Operation bei Meniskusverletzungen einfacher als bei Kreuzbandverletzungen und dementsprechend ist auch die Operationsfreudigkeit bei der ersteren größer;

3. führte die Überwertung der halbmondförmigen Sonderwissenschaft besonders von versicherungsmedizinischer Seite zu einer Unterwertung der Kreuzbandverletzungen.

Die Bedingungen, die zu Kreuzbandverletzungen führen, sind im Prinzip anderer Natur als bei den Meniskusverletzungen: Erstens ist das Kreuzband gegenüber dem Meniskus besser vaskularisiert (s. Abb. 70). Somit sind auch Heilungen eines Risses möglich. Zweitens werden die Kreuzbänder hauptsächlich auf Zug beansprucht und drittens sind erhebliche Gewalten erforderlich, um ein Kreuzband zum Ein- oder Durchreißen zu bringen.

Aus diesen Unterschieden geht schon hervor, daß die Frage der primären Degeneration an den Kreuzbändern nicht diese Rolle spielen wird. Aus unserem Material konnten wir nicht eine Verletzung als „spontane Ruptur" deklarieren. Bei sämtlichen Fällen konnten in der Anamnese nicht eine sondern meist zwei direkte oder indirekte Gewalteinwirkungen festgestellt werden. Bei der Durchsicht der Literatur konnten wir auch keine Hinweise auf „spontane" Kreuzbandverletzungen finden.

Daß sich am Kreuzband auch die üblichen physiologischen Abnutzungserscheinungen feingeweblich bemerkbar machen, ist nichts außergewöhnliches. Als Beispiel einer physiologischen Verfettung möchten wir den Fall 21 anführen, bei welchem außer den Kreuzbandstümpfen noch der mediale Meniskus und HOFFA-Körper entfernt wurden. Der histologische Befund lautete*:

„Der Meniskus zeigt eine feintröpfige Fettablagerung der Faserknorpelzellen und herdförmig eine leichte, staubförmige Verfettung im Faserwerk.

Das Kreuzband zeigt die gleiche feintropfige und physiologische Fettablagerung in seinen Fibroblasten und offenbar im Bereich der Restenden ein kapillar- und zellreiches Bindegewebe. Auch im angrenzenden Kreuzbandgewebe selbst finden sich um Gefäße vermehrt Zellen, hauptsächlich Fibrozyten mit großem Protoplasmaleib und einzelnen Histiozyten und Lymphozyten.

Am HOFFAschen Fettkörper ist das Bindegewebe narbig verdickt und an mehreren Stellen finden sich ausgedehnte Rundzellinfiltrate und Gefäße."

* Für die Untersuchungen möchte ich dem Direktor des Pathologischen Institutes des Städt. Krankenhauses im Friedrichshain, Herrn Prof. Dr. med. habil. BAHRMANN, besonders danken.

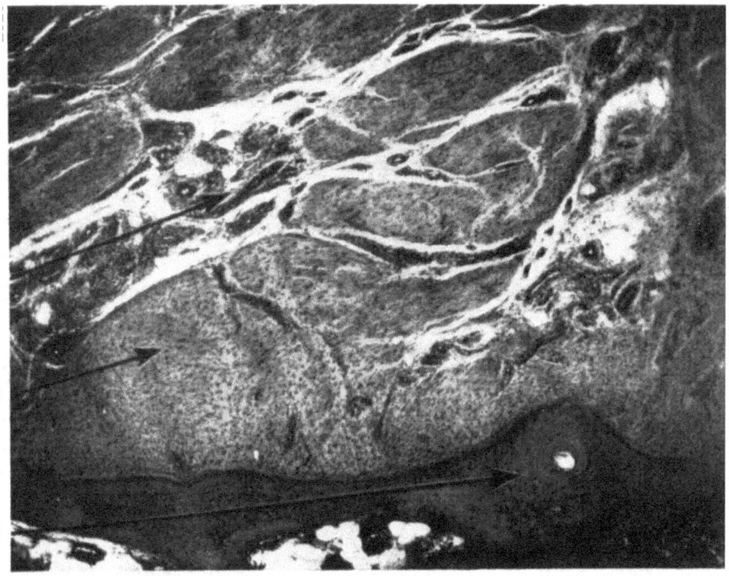

Abb. 70. Knöchernder Ansatz eines normalen Kreuzbandes mit starker Gefäßversorgung. 1. Zahlreiche Arterien und Venen im lockeren Bindegewebe. 2. Kreuzbandgewebe. 3. Wabenknochen der Eminentia intercond.

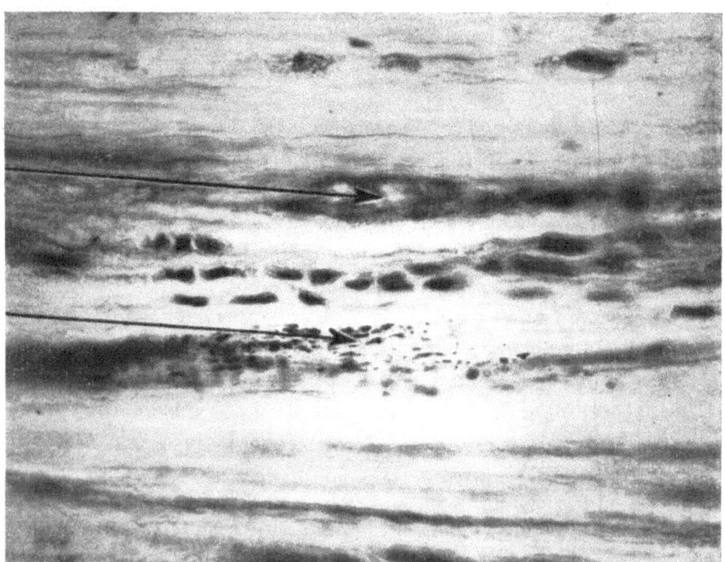

Abb. 71. 1. Basophiler Degenerationsherd. 2. Feintropfige degenerative Verfettung.

Solche Grade von Verfettung machen sich makroskopisch kaum bemerkbar, wobei es nicht einmal erwiesen ist, ob es sich um eine echte physiologische Abnutzung oder eine Speicherung, wie M. W. Schmidt annimmt, handelt.

Die bessere Gefäßversorgung der Kreuzbänder im Vergleich zu den Menisken kann sich auch in dem verschiedenen Verhalten der reparatorischen Veränderung kundtun. Im allgemeinen werden bei Kreuzbandverletzungen proliferative Veränderungen im Vergleich zur degenerativen überwiegen.

Wird die Operation bald nach der Verletzung vorgenommen, so kann sich bei der feingeweblichen Untersuchung ein Bild darbieten, wie wir es auch gelegentlich bei Meniskusverletzungen finden, und zwar dann, wenn der Riss sich im gesunden Gewebe befindet. Im Fall 20 ist die Operation 10 Tage nach der Verletzung vorgenommen worden.

Das Kreuzband zeigt ganz vereinzelte Rundzellen und Histiozyten um die Gefäße, an mehreren Stellen in erweiterten kleinen Venen von Erythrozyten durchsetzte Fibrinthromben und mehrfach kleine interstitielle Blutungen.

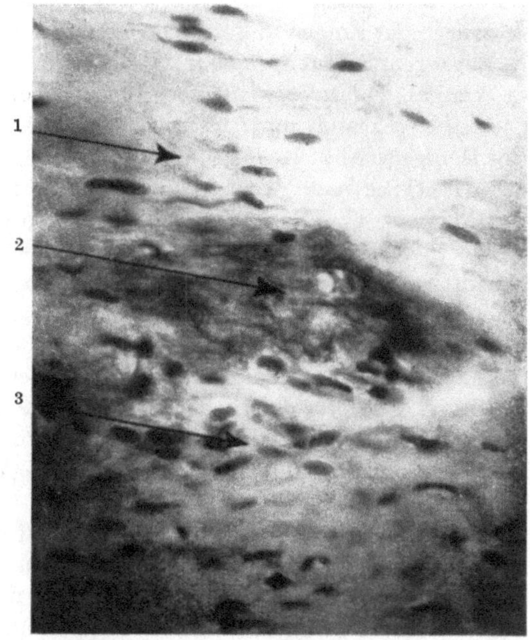

Abb. 72. 1. Normale Faserstruktur. 2. Basophiler Degenerationsherd. 3. Regenerative Zellwucherung.

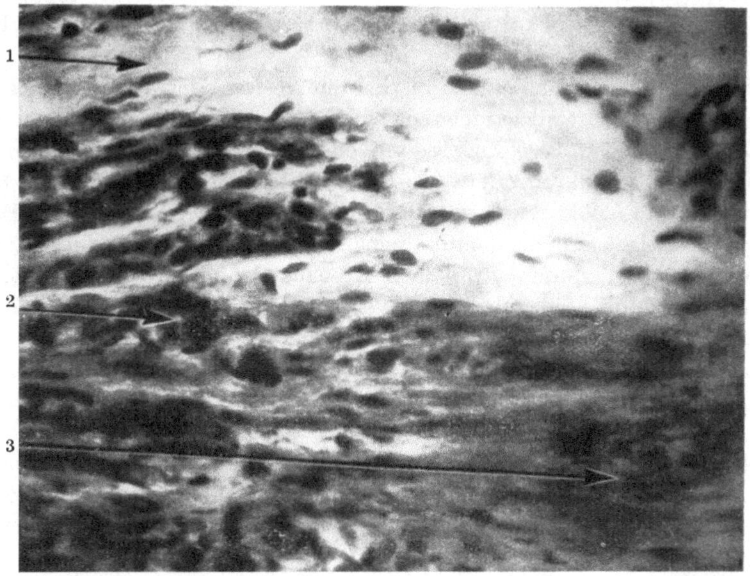

Abb. 73. 1. Normale Faserstruktur. 2. Regenerative Zellwucherung. 3. Großer basophiler Degenerationsherd.

Wir fanden aber auch degenerative Erscheinungen, wie wir sie von den Meniskusverletzungen gut kennen in Form von Verfettung und basophilen Degenerationsherden wie in folgendem Sektionspräparat (s. Abb. 71).

Im Fall 26 fanden wir bei der Untersuchung ähnliche Degenerationsherde am exstirpierten Kreuzbandstumpf mit sichtbarer proliferativer Zellwucherung in der Umgebung des Herdes (s. Abb. 72, 73).

Wir wissen, daß sich infolge regressiver Ernährungsstörungen nach traumatischen Schädigungen über Nekrose und Blutergüssen Kalkablagerungen und Verknöcherungen in Geweben bilden können. Die Zellen des Bindegewebes differenzieren sich dann zu osteoplastischen Zellen zurück und bilden Knochen. Solche Verknöcherungen sind insbesondere nach Gefäß- und Nervenschädigungen z. B. durch Schußverletzungen bekannt und von Rohde, Küttner u. a. m. beschrieben worden. Es erhebt sich nun die Frage, ob solche Verknöcherungen auch am Kreuzband möglich sind. Bekannt sind Verkalkungen an den Menisken durch Veröffentlichungen von Werwath, Schwarz, Backmund und Müller. Hierbei wird unterschieden zwischen Verkalkungen im Anschluß an ein Trauma wie auch zwischen spontanen Verkalkungen. Über die Aethiologie dieser Verkalkungen sind verschiedene Hypothesen aufgestellt worden.

Während Tobler solche Verkalkungen auf dem Boden einer schleimigen Degeneration entstehen sah, waren andere (Diksra) nicht der Auffassung, daß eine Degeneration oder Verfettung (Slany) eine Vorbedingung für diese darstellte.

Interessant sind hierbei die Beobachtungen von Ceelen, Heine, Läwen und Payr, daß Kalkablagerungen vorzugsweise im schwer geschädigten Gewebe vorkämen, insbesondere dann, wenn gleichzeitig eine deformierende Arthrosis vorliegt. Von anderer Seite wurde demgegenüber betont, daß die Arthrosis deformans nicht unbedingt als Vorbedingung für die Verkalkung anzusprechen sei. Bei der Durchsicht unserer Röntgenplatten von Patienten, die eine länger zurückliegende Knieverletzung hatten, konnten wir Verkalkungen sowie freie Gelenkkörper besonders häufig in unmittelbarer Nachbarschaft der Eminentia und Fossa intercondylica finden (s. Abb. 74, 75, 76).

Die einfache Erklärung, daß es sich hierbei um Abrisse oder Ausrisse eines Knochenstückchens handelte, konnte allein nicht befriedigen, denn bei diesen handelte es sich entweder um kleinere oder größere Ausrisse aus der Eminentia oder Fossa intercondylica, die als solche erkennbar waren. Wenn es dann zu Störungen der Einheilung kommt, so besteht in der Tat die Möglichkeit zur Bildung eines freien Körpers. Eine Entstehung eines freien Körpers läßt sich aus dem pathologischen Geschehen gut erklären: Das abgerissene Stück steht in Verbindung mit dem Kreuzband und wird durch dieses ernährt. Durch die Schrumpfung des Kreuzbandes verliert das Knochenstückchen den Kontakt mit dem Mutterboden und bildet sich allmählich zu einem runden Körper um.

Wenn auch nicht in Verbindung mit einer Kreuzbandverletzung, so ist solch eine Entstehungsart von freien Gelenkkörpern von Kappis und Barth zugegeben und von A. Schmidt und Nagura experimentell bewiesen worden.

So hat A. Schmidt im Jahre 1926, veranlaßt durch Operationsbefunde, bei welchen Kreuzbandfasern mit dem Gelenkkörper noch im Zusammenhang standen, die Hypothese aufgestellt, daß diese Gelenkmäuse durch das Kreuzband aus der Gelenkfläche herausgerissen seien.

Eine solche Entstehungsweise von freien Körpern wird nicht für alle Fälle zutreffen. Wir sehen gelegentlich Verkalkungen der tibialen Ansätze, wobei hier entweder eine echte

Neubildung von Knochen oder eine Kalkspeicherung vorliegen werden. Auch Kalkablagerungen im Verlauf des gesamten Bandes konnten wir beobachten. Wir glauben, daß diese Kalkablagerungen ähnlich zustande kommen wie am Meniskus, an den Bandscheiben der Wirbelsäule und am Rippenknorpel, wobei wir nicht unbedingt der Auffassung

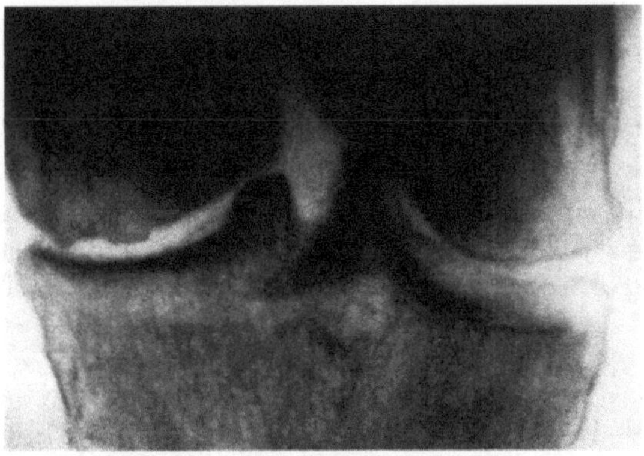

Abb. 74. Verkalkung im vorderen Kreuzband bei Arthrosis deformans des Kniegelenkes (keine Kontrastfüllung!).

sind, daß eine Degeneration eine Vorbedingung für diese Verkalkung sein muß. Verkalkungen am hinteren Kreuzband sind übrigens schon von TENEFF mitgeteilt worden. Er konnte bei einem 21jährigen gesunden Manne einen Kalkschatten finden, der seiner Lage nach im hinteren Kreuzband gelegen sein muß. Dieser Autor glaubt, daß diese Verkalkung in nekrotischen Teilen des Kreuzbandes durch Störung der Blutversorgung zustande kommt.

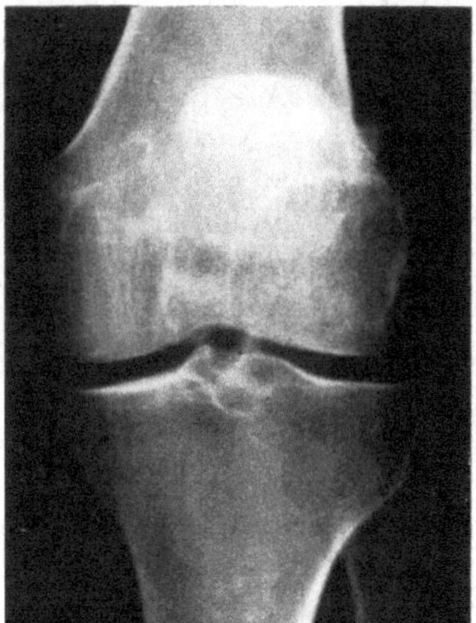

Abb. 75. Verkalkungen der tibialen Kreuzbandansätze.

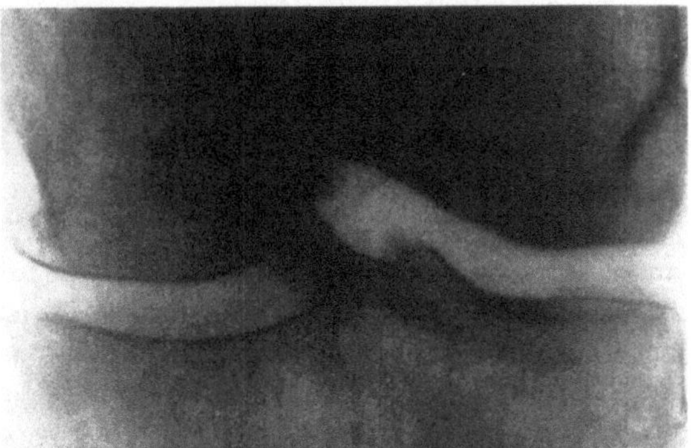

Abb. 76. Verknöcherung des vorderen Kreuzbandansatzes.

Abschließend möchten wir über eine Beobachtung berichten, die einen Beitrag zur Frage liefert, welche Veränderungen das plastisch neugebildete Kreuzband durchmacht und inwieweit dieses imstande ist, ein gesundes Kreuzband zu ersetzen. In Fall 21 sahen wir uns gezwungen, auf Grund einer Streckhemmung eine Rearthrotomie vorzunehmen. Wir glaubten, daß die Verspannung des Bandes zu straff war und unter dieser Annahme wurde das Knie 8 Monate nach der ersten Operation nochmals geöffnet. Wir fanden dabei ein derbes, festes Band von 8 mm Durchmesser, das breitbasig an den Ansätzen festgewachsen war und einen ähnlichen Verlauf wie das normale Band hatte. Wir entschlossen uns, das Band herauszuschneiden, da es u. E. die Ursache der Streckhemmung war. Die Untersuchung dieses Bandes ergab: Die Schnitte durch drei Exzisionsstücke zeigen derbes, sehnenartiges Bindegewebe mit einer ausgeprägten gleichmäßigen Durchsetzung durch größere Blutgefäße. Ein Überzug durch Synovialdeckzellschicht ist nicht erkennbar.

Wenn man auch aus einer Beobachtung und Untersuchung keine allgemeinen Schlüsse ziehen kann, so beweist es doch, daß das neue plastische Band vaskularisiert wird und damit einen vollwertigen Ersatz eines normalen Kreuzbandes darstellt.

XV. Ergebnisse der operativen Behandlung

Berichte über funktionelle Spätergebnisse nach Kreuzbandoperationen sind verhältnismäßig selten. Das liegt daran, daß einerseits das Material einzelner Kliniken verhältnismäßig klein ist, andererseits die verschiedensten Methoden der Kreuzbandwiederherstellung angewandt werden. Da wir inzwischen über ein Material von 48 Kreuzbandoperationen* verfügen und hierbei immer die gleichen Verfahren zur Anwendung kamen, erscheint es von Nutzen, dieselben zusammenfassend darzustellen.

Die Operation wurde erst nach einer angemessenen ambulanten und klinischen Beobachtung vorgenommen, wobei für die Indikation nicht allein der Untersuchungsbefund maßgebend war, sondern das Ausmaß des Versagens des verletzten Knies bei Beanspruchung im Beruf, Sport und Privatleben. Da nicht nur die Operation und Nachbehandlung, sondern auch das Abschlußgutachten von uns gefertigt wurden, konnten wir Vergleiche anstellen und den Wert der Operationsverfahren ermitteln. Bei der Auswahl der Patienten zur Operation wurde in bezug auf das Alter der Patienten ein nicht allzu strenger Maßstab angelegt und wir operierten bis zu einem Alter von 50 Jahren. Die funktionellen Ergebnisse rechtfertigen diesen Standpunkt.

Von den 48 Kreuzbandoperationen wurde 28 Mal eine Raffung und 20 Mal eine Plastik ausgeführt. Bis auf drei Patienten, deren funktionelles Ergebnis nicht befriedigte, waren die Ergebnisse durchweg gut. Drei Patienten mit Plastiken treiben wieder aktiv Sport. Sämtliche Operationen sind per primam geheilt. Erstaunlich ist die Tatsache, daß die Plastiken in der Nachbehandlung weniger Schwierigkeiten bereiten als die Raffungen, obwohl die Schwere des Eingriffes im umgekehrten Verhältnis steht. Selbst die Dauer der Nachbehandlung war bei den Plastiken kürzer. Verlassen haben wir die Methode nach WITTEK. (Die Vernähung des vorderen Bandes mit dem hinteren). Wenn sich auch dieses Verfahren einfach gestaltet, so ist doch die Nachbehandlung schwierig. Im Durchschnitt betrug die Nachbehandlung $3^1/_2$ Monate. Im einzelnen stellen sich die Ergebnisse wie folgt dar:

* Bei Durchsicht der Korrektur war unser Material auf 75 Operationen angestiegen.

Kreuzbandoperationen (48)

	Name	Alter	Ergebnisse
Raffungen: 28			
	Sch., Nikolaus	45	sehr gut
	O., Willi	48	sehr gut
	W., Hermann	45	gut
	J., Vera	26	sehr gut
	K., Elisabeth	49	gut
	B., Edith	27	sehr gut
	R., Wilhelm	50	sehr gut
	Sch., Klara	50	gut
	B., Helga	11	sehr gut
	S., Karl	50	sehr gut
	J., Elsbeth	42	gut
	G., Josef	46	gut
	T., Brigitte	19	sehr gut
	W., Gerda	26	gut
	B., Elisabeth	50	gut
	R., Martha	50	sehr gut
	Z., Irmgard	28	gut
	B., Arthur	42	gut
	P., Karl	28	sehr gut
	T., Gerhard	27	gut
	S., Rudolf	52	sehr gut
	G., Katharina	41	gut
	M., Gerhard	40	sehr gut
	H., Joachim	38	gut
	H., Werner	30	sehr gut
	B., Arthur	36	gut
	F., Horst	30	nicht gut
	H., Herbert	37	gut
Plastiken: 20			
	G., Bertha	49	gut
	R., Gerhard	22	sehr gut
	H., Elfriede	26	sehr gut
	W., Charlotte	46	nicht gut
	H., Elisabeth	43	gut
	F., Gertrud	39	sehr gut
	G., Hertha	41	sehr gut
	H., Martha	54	gut
	M., Gertrud	50	ausreichend
	W., Hedwig	48	sehr gut
	W., Alfred	44	gut
	G., Willi	32	gut
	R., Kurt	42	sehr gut
	S., Horst	23	gut
	H., Hans	40	sehr gut
	M., Gerhard	23	gut
	K., Friedrich	51	gut
	S., Werner	34	sehr gut
	D., Harri	39	sehr gut
	O., Wanda	52	nicht gut

Die Raffung des abgerissenen Kreuzbandes wurde in der von uns modifizierten und beschriebenen Art und Weise durchgeführt. Wir möchten vollständigkeitshalber die Daten einiger Krankengeschichten und die Ergebnisse einzeln darstellen.

Raffungen

Fall 1: Sch., Nikolaus (45 J.). 1929 Sportunfall: Beim Barrenturnen auf das rechte Knie gestürzt. Es wurde ein Riss des inneren Seitenbandes festgestellt. Anschließend dreiwöchige Krankenhausbehandlung mit Schiene. Am 2. März 1950 im Betrieb auf der Treppe ausgerutscht. Das Knie erlitt eine „momentane Verrenkung". Der rechte Unterschenkel wurde hierbei nach außen abgewinkelt, stellte sich aber sogleich wieder normal ein. Nachdem die konservative Behandlung keinen Erfolg zeitigte, Einweisung ins Krankenhaus. Bei der Untersuchung fand sich ein Druckschmerz am inneren Gelenkspalt, außerdem konnte man einen freien Körper an der Außenseite der Kniescheibe fühlen. Der Patient konnte dieses Phänomen selbst am besten demonstrieren. Der Unterschenkel stand in einer Streckhemmung von 165 Grad. Vordere Schublade auch bei Innenrotation auslösbar. Die Röntgenuntersuchung ergab zwei freie Körper, wobei der größere hinter dem äußeren Condylus saß.

In Blutleere und Lumbalbetäubung S-Schnitt nach Payr. Die Revision des Gelenkes ergibt einen pfenniggroßen freien Körper hinter der Kniescheibe, dessen Ursprung deutlich auf der Hinterfläche der Kniescheibe zu erkennen ist. Außerdem ist das vordere Kreuzband vom femoralen Ansatz völlig abgerissen. Es wird die modifizierte Raffung von Perthes durchgeführt mit zwei doppelten Seidenschlingen. Der zweite Gelenkkörper muß durch einen zusätzlichen Schnitt hinter dem äußeren Condylus entfernt werden.

Verschluß der Gelenkkapsel und der Haut. Glatte Heilung. Nach vier Wochen steht der Patient auf und kann das Knie bis zum rechten Winkel beugen.

Nachuntersuchung nach $^1/_2$ Jahr. Keine Beuge- und keine Streckhemmung, keine Wackelbewegung in Streckstellung und keine Schubladenbewegung in Beugestellung. Das Treppensteigen macht keine Schwierigkeiten. Ergebnis: sehr gut.

Fall 2: O., Willi (48 J.). Am 10. 2. 1950 fiel ein Balken auf das linke Knie, so daß dieser oberhalb der Kniescheibe den Oberschenkel traf. Hierbei knickte das Kniegelenk nach innen ein. Erst drei Wochen später stellten sich Beschwerden ein, die besonders beim Übergang von der Beugung (Sitzen) in Streckung (Stehen) auftraten. Auch das Treppensteigen machte erhebliche Beschwerden. Die zunehmenden Schmerzen führten den Verletzten zum Arzt.

Die klinische Untersuchung ergab: Druckschmerz am inneren Gelenkspalt und etwas oberhalb desselben. Ausgeprägte Abspreizbarkeit des Unterschenkels, vordere Schublade bei vermehrter Innenrotation deutlich auslösbar. Die klinische Diagnose lautete: Vorderer Kreuzbandriß mit medialem Seitenbandriß.

In Lumbalbetäubung und Blutleere medialer S-Schnitt. Die Revision des Gelenkes ergibt einen vorderen Kreuzbandriß am femoralen Ansatz mit einem Meniskuskorbhenkelriß. Zunächst Resektion des abgerissenen Teiles des Meniskus. Anschließend wird eine Raffung des vorderen Kreuzbandes in der modifizierten Art nach Perthes durchgeführt. Raffung des medialen Seitenbandes, Kapsel- und Wundverschluß. Glatte Heilung. Nachuntersuchung nach 1 Jahr. Keine Beuge- und keine Streckhemmung. Stand- und beugefestes Knie. Patient geht als Autoschlosser seinem Berufe ohne Beschwerden nach. Ergebnis: sehr gut.

Fall 3: W., Hermann (45 J.). Beim Wenden eines mit Ziegelsteinen beladenen Wagens kippte dieser dem Patienten auf das linke Bein, wobei das Knie unter die Zugstange kam. Die klinische und röntgenologische Diagnose lautete: Tibiakopffraktur links. Da die konservative Aufrichtung der Bruchstücke nicht gelang, wurde die operative in Erwägung gezogen. Wegen andauernder subfebriler Temperaturen wurde die Aufrichtung jedoch nicht durchgeführt. Nach etwa einem Jahr erneute Aufnahme ins Krankenhaus wegen starken Unsicherheitsgefühls beim Gehen und Treppensteigen. Die klinische Untersuchung ergab eine deutliche Schubladenbewegung auch bei Innenrotation. In Lumbalbetäubung und Blutleere S-Schnitt. Das vordere Kreuzband ist am femoralen Ansatz völlig abgerissen. Modifizierte Raffung nach PERTHES, Verschluß der Kapsel und Haut. Nachuntersuchung nach 1 Jahr: Das Knie ist stabil, keine Bewegungseinschränkung. In Beugestellung läßt sich die Schubladenbewegung gering auslösen. Ergebnis gut.

Fall 4: J., Vera (26 J.). Vor fünf Jahren auf der Treppe fehlgetreten und auf eine Treppenstufe mit dem linken Knie aufgeschlagen. Die zunächst sehr starken Schmerzen waren nach vier Wochen abgeklungen, stellten sich jedoch nach einem halben Jahr in verstärktem Maße wieder ein. Unsicherheitsgefühl besonders beim Treppensteigen. Die klinische Untersuchung ergab eine deutliche vordere Schubladenbewegung auch bei Innenrotation des Unterschenkels.

In Lumbalbetäubung und Blutleere S-Schnitt. Nach Eröffnung des Gelenkes stellt sich das vordere Kreuzband am femoralen Ansatz abgerissen dar, läßt sich jedoch gut zur Raffung verwenden. Diese wird in der modifizierten Art nach PERTHES durchgeführt. Glatte Heilung. Die Beweglichkeit im Kniegelenk ist nicht eingeschränkt, keine Schubladenbewegung auslösbar. Keine Beschwerden. Ergebnis: sehr gut.

Fall 5: K., Elisabeth (49 J.) Mit 15 Jahren auf das rechte Knie gestürzt und seitdem immer Beschwerden. Am 7.1.1950 knickte die Patientin auf der Treppe um und stürzte dabei auf das rechte Knie. Seitdem „versagte" das Knie des öfteren. Bei der klinischen Untersuchung läßt sich ein freier Gelenkkörper deutlich neben der Kniescheibe fühlen. Außerdem ist die vordere Schublade auch bei Innenrotation gut auslösbar. Die Eröffnung des Gelenkes bestätigt die Diagnose mit dem Unterschied, daß sich zwei freie Gelenkkörper, die auf dem Röntgenbild nicht sichtbar sind, darstellen. Beide Gelenkkörper stammen aus der Hinterfläche der Kniescheibe. Die Kniescheibe weist deutliche Defektbildungen auf. Außerdem besteht ein Abriß des vorderen Kreuzbandes vom femoralen Ansatz. Nach Entfernung der freien Körper, modifizierte Raffung nach PERTHES mit zwei doppelten Perlonfäden. Glatte Heilung. Nachuntersuchung nach einem halben Jahr: Das rechte Knie ist in bezug auf die Beugung geringgradig eingeschränkt. Keine Streckhemmung, keine Wackelbewegungen. Lediglich noch geringe Beschwerden beim Treppensteigen.

Fall 6: B., Edith (27 J.). Im Betrieb von einer die Treppe herabstürzenden Kollegin mitgerissen worden. Hierbei fiel die Kollegin der Patientin mit voller Wucht auf das linke Knie. Das Knie war hierbei nicht unterstützt, so daß es durch die Wucht des Falles überstreckt wurde. Seitdem wurden mehrmals Gipsverbände angelegt. Die Untersuchung, ein Jahr nach dem Unfall, ergab neben einer Lockerung des medialen Seitenbandes eine deutliche Schubladenbewegung bei Innenrotation.

In Lumbalbetäubung und Blutleere S-Schnitt nach PAYR. Modifizierte Raffung nach PERTHES mit Raffung des medialen Seitenbandes. Glatte Heilung. Ergebnis: sehr gut.

Patientin kann wieder Sport treiben, lediglich bei Witterungswechsel leichte ziehende Schmerzen (s. Abb. 77).

Fall 7: R., Wilhelm (50 J.). Im Betrieb fehlgetreten und zur Seite umgeknickt, seitdem Beschwerden im linken Kniegelenk, insbesondere beim Treppensteigen Unsicherheitsgefühl. Die auswärts durchgeführte konservative Behandlung ohne Ruhigstellung ergab keine Besserung der Beschwerden.

In Blutleere und Lumbalbetäubung S-Schnitt nach PAYR. Das vordere Kreuzband ist am femoralen Ansatz abgerissen. Modifizierte Raffung nach PERTHES mit zwei doppelten Perlonschlingen. Verschluß der Gelenkkapsel und Haut. Glatte Heilung. Die Nachuntersuchung ergibt keine Bewegungseinschränkung im Kniegelenk. Stabiles, standfestes Knie ohne Wackelbewegung, insbesondere keine Schublade mehr auslösbar. Kann seinem Beruf als Klempner ohne Beschwerden nachgehen. Ergebnis: sehr gut.

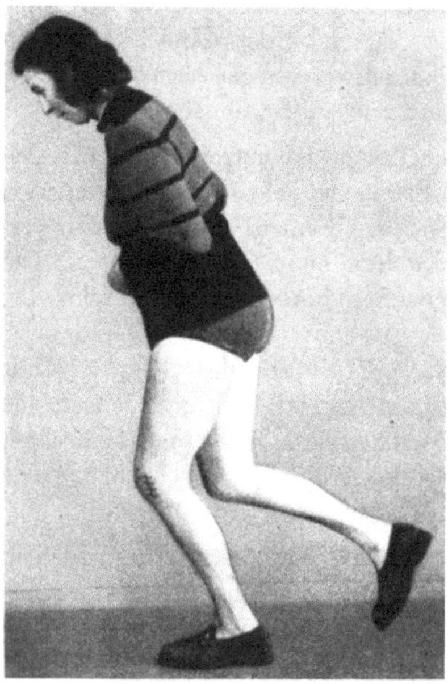

Abb. 77. Zustand nach Operation (Raffung des vorderen Kreuzbandes) bei Fall 6: B., Edith. Das Knie ist auch in Beugung stabil.

Fall 8: Sch., Klara (50 J.). Am 23. 8. 1950 beim Radfahren gestürzt und dabei eine linksseitige Tibiakopffraktur zugezogen. Nach Abnahme des Gipsverbandes blieb ein Wackelknie zurück und sie bekam daraufhin einen Schienenhülsenapparat verordnet. Da die vordere Schublade gut auszulösen war, wurde der Entschluß zur Operation gefaßt. Bei der Operation zeigte sich, daß das vordere Kreuzband vom femoralen Ansatz abgerissen war. Es wird die modifizierte Raffung nach PERTHES in üblicher Art und Weise durchgeführt. Primäre Heilung und komplikationslose Nachbehandlung. Nachuntersuchung: Patient trägt keinen Hülsenapparat mehr, das Knie ist standfest, die Schubladenbewegung ist nicht mehr auszulösen. Ergebnis: gut.

Fall 9: B., Helga (11 J.). Am 16. 4. 1951 vom Fahrrad gestürzt und auf das linke Knie geschlagen. Bis zum 30. 7. Behandlung beim praktischen Arzt, anschließend Einweisung in unsere Klinik. Bei der Untersuchung konnte man neben einer Streckhemmung eine deutliche vordere Schublade auslösen, wobei die Röntgenaufnahme einen wallnußgroßen Ausriß aus der Eminentia intercond. aufwies. Erhebliche Atrophie der Oberschenkelmuskulatur. Operation am 1. 8. 1951. S-förmiger Schnitt. Bei der Eröffnung des Gelenkes zeigt sich ein abgerundetes und mit dem vorderen Kreuzband in Verbindung stehendes Knochenstück. Dieses Stück läßt sich nicht mehr in das alte Knochenbett einpflanzen, da das Kreuzband bereits geschrumpft ist. Nach Verkleinerung des ausgerissenen Knochenstückes wird der Rest in das Knochenbett eingelegt, nachdem das Kreuzband mit Seidennähten angeschlungen und unter Zug durch einen Knochenkanal an der Tibia verankert wurde. Primäre Heilung. Ergebnis: Keine Bewegungseinschränkung, kein Wackelknie, keine Beschwerden. Sehr gutes Ergebnis.

Fall 10: S., Karl (50 J.). Am 11. 2. 1950 beim Transport von Dachlatten auf frisch gebohnertem Linoleum ausgeglitten, mit dem linken Unterschenkel weggerutscht und auf das linke Knie gefallen. Zunächst konservative Behandlung, ohne daß die Diagnose gestellt wurde. Erst am 28. 5. 1951 Operation. In Lumbalbetäubung und Blutleere S-Schnitt. Nach Eröffnung des Gelenkes zeigt sich, daß das vordere Kreuzband am femoralen Ansatz abgerissen ist. Raffung nach PERTHES. Glatte Heilung. Ergebnis: sehr gut. Volle Beweglichkeit des Kniegelenkes, keine Schublade, standfestes Knie in Streckung und Beugung.

Fall 11: J., Elsbeth (42 J.). Am 7. 4. 1951 in ein Kellerloch getreten wobei der linke Unterschenkel bis zum Knie hineinfiel. Sofort starke Schwellung im linken Kniegelenk. Nach konservativer Behandlung blieb ein Wackelknie mit angedeuteter Schublade zurück. Operation am 15. 6. 1951: In Lumbalbetäubung und Blutleere wird das Gelenk mit einem S-Schnitt eröffnet. Die Revision des Gelenkes ergibt einen Abriß am femoralen Ansatz. Das Band wird in üblicher Art und Weise (modifizierte Raffung nach PERTHES) wieder befestigt. Glatte Heilung. Ergebnis: Keine Bewegungseinschränkung, keine Schublade auslösbar, standfestes Knie, bei leichter Atrophie der Beinmuskulatur. Gutes Endergebnis.

Fall 12: G., Josef (46 J.). Am 25. 4. 1951 auf der Autobahn eine Böschung heruntergefahren und dabei neben multiplen Prellungen eine starke Knieprellung zugezogen. Das Knie konnte nicht gestreckt werden. Typische Meniskuszeichen. Nach konservativer Behandlung ohne Gipsverband Operation am 4. 6. 1951, unter dem Verdacht einer Meniskusverletzung. Da die Menisken nicht verletzt sind, wird der Schnitt erweitert, so daß die Kniescheibe weggezogen werden kann. Die Besichtigung der Kreuzbänder ergibt einen Abriss vom femoralen Ansatz. Modifizierte Raffung nach PERTHES in üblicher Art und Weise. Glatte Heilung. In der Nachbehandlung macht die Beweglichkeit im Knie nur langsam Fortschritte. Ergebnis: Das Kniegelenk ist noch etwas verdickt, keine Schublade mehr auslösbar. Keine Wackelbewegung, gutes Endergebnis.

Fall 13: T., Brigitte (19 J.). Am 26.4. 1951 mit dem Fahrrad gestürzt und auf das linke Knie geschlagen. In den nächsten Tagen wurde das Kniegelenk immer dicker. Ruhigstellung für 10 Wochen mit einer Gipshülse. Nach Abnahme des Gipsverbandes blieb eine Streck- und Beugehemmung zurück. Am 17. 8. 1951 Operation: In Lumbalbetäubung und Blutleere medialer S-Schnitt. Das vordere Kreuzband ist am femoralen Ansatz dreiviertel abgerissen und stark gelockert. Das gelockerte Kreuzband wird mit dem hinteren Band mittels Perlonfäden vernäht. Glatte Heilung. Ergebnis: Keine Wakkelbewegung, keine Schublade, keine Bewegungseinschränkung.

Fall 14: W., Gerda (26 J.). Im April 1950 von der Leiter gefallen. Die Beschwerden waren anschließend bald verschwunden. Am 13. 6. ist eine Ballform von 15 kg auf das gestreckte Knie geschlagen, wonach zweimal Einrenkungsmanöver vorgenommen wurden. Da die Beschwerden immer mehr zunahmen, Einweisung ins Krankenhaus. Bei der Untersuchung konnte man eine Streckhemmung mit erheblicher Atrophie der Oberschenkelmuskulatur feststellen. Typische Meniskussymptome mit angedeuteter vorderer Schubladenbewegung. Operation am 26. 9. 1951 unter der Diagnose Meniskusverletzung. Da der Meniskus nach Eröffnung des Kniegelenkes sich als nicht verletzt darstellt, wird der

Schnitt verlängert und die Kreuzbänder einer Revision unterzogen. Hierbei zeigt sich, daß das vordere Kreuzband vom femoralen Ansatz völlig abgerissen ist. Das abgerissene vordere Band wird mit dem hinteren Kreuzband vernäht (ähnlich wie bei der Raffung nach WITTEK). Glatte Heilung. Das Knie läßt sich bis 90 Grad durchbeugen, stabiles Knie.

Fall 15: B., Elisabeth (50 J.). Auf einem Botengang auf einem dunklen Flur über eine Stufe gestolpert und auf das rechte Kniegelenk geschlagen. Die zunächst erhebliche Schwellung ging allmählich zurück. Besonders starke Beschwerden beim Treppensteigen. Bei der Untersuchung deutliche vordere Schubladenbewegung auch bei Innenrotation. Unter der Diagnose vordere Kreuzbandverletzung, Operation: S-Schnitt nach PAYR. Das vordere Kreuzband ist stark gelockert und vom femoralen Ansatz zu $^2/_3$ abgerissen. Raffung des Bandes mit Vernähung des geschädigten vorderen Bandes mit dem hinteren. Glatte Heilung. Bei der Entlassung aus dem Krankenhaus kann sie bereits das Knie bis 80° durchbeugen. Die Schublade ist nicht mehr auslösbar.

Fall 16: R., Martha (50 J). Im Februar 1950 am Ostbahnhof seitwärts gefallen und mit dem rechten Knie aufgeschlagen. Die zunächst vorhandene Prellung und Schmerzen waren allmählich abgeklungen, traten aber nach Aufnahme der stehenden Arbeit wieder verstärkt auf. Im September 1951 Einweisung in die Klinik. Bei der Untersuchung ließ sich eine deutliche Schublade auslösen. Auch der innere Gelenkspalt war druckempfindlich. Am Röntgenbild fiel auf, daß der mediale Höcker der Eminentia ausgezogen war. Operation: Medialer S-Schnitt. Das vordere Kreuzband ist vom femoralen Ansatz völlig abgerissen. Der Stumpf wird an das hintere Band mit Seide vernäht (Modifizierte Raffung nach WITTEK). Ergebnis: Das Knie kann in vollem Umfang bewegt werden. Keine Schubladenbewegung.

Fall 17: Z., Irmgard (28 J.). Am 30. 3. 1951 im Betrieb auf geöltem Linoleum ausgerutscht. Trotz 10-wöchentlicher Ruhigstellung blieb ein Wackelknie zurück und Patientin sollte einen Schienenhülsenapparat bekommen. Bei der Untersuchung fand sich ein Wackelknie mit einer ausgedehnten Schubladenbewegung. Starke Atrophie der Oberschenkelmuskulatur. Operation: S-Schnitt nach PAYR. Das vordere Kreuzband ist vom femoralen Ansatz völlig abgerissen. Der distale Stumpf wird an das hintere Kreuzband angenäht. (Modifizierte Raffung nach WITTEK ohne Tunnellierung des Tibiakopfes.) Ergebnis: Patient steht noch in Behandlung, wobei noch eine Beugungseinschränkung vorliegt.

Vollständige Kreuzbandplastiken

Fall 18: G., Bertha (49 J.). 1933 durch Sturz von einer Treppe das rechte Kniegelenk verletzt. 1934 Wirbelsäulenstauchung. Anfang September 1949 beim Entladen vom Wagen gefallen und mit dem rechten Knie aufgeschlagen. Sie wurde daraufhin lange wegen Ischias behandelt. Am 20. 6. 1950 ergab die Untersuchung eine deutliche vordere Schubladenbewegung mit einem Druckschmerz am inneren Gelenkspalt. Operation am 26. 6. 1950: In Lumbalbetäubung und Blutleere medialer S-Schnitt. Die Revision des Gelenkes ergibt eine mediale Meniskusverletzung am Vorderhorn, wobei das eingerissene Stück verdickt und ins Innere des Gelenkes verlagert ist. Das vordere Kreuzband fehlt vollkommen. Nur ein ganz winziger Stumpf ist an der Eminentia übriggeblieben. Der Meniskus wird reseziert und der Kreuzbandstumpf entfernt. Anschließend Stielung eines 25×3 cm großen Streifens, aus dem Traktus ilio tibialis und nach Bohrung der entsprechenden Knochenkanäle wird der Streifen durch diese durchgezogen und am Kniescheibenband verankert. Glatte Heilung. Die Nachuntersuchung ergibt ein standfestes Knie mit leichten Beschwerden beim Treppensteigen. Gutes Endergebnis (s. Abb. 78).

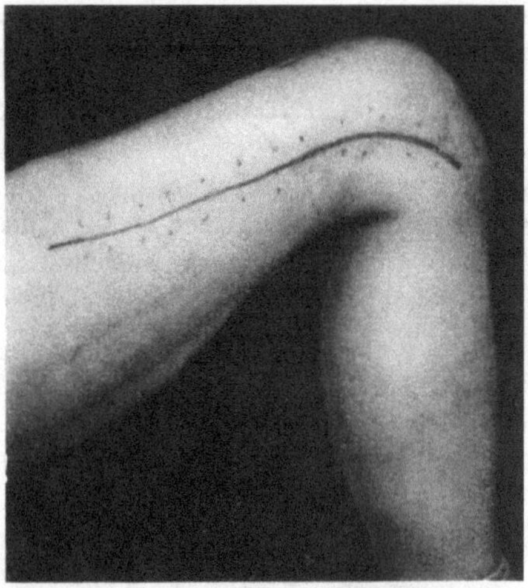

Abb. 78. Zustand nach Operation bei Fall 18: G., Bertha. Zustand nach Kreuzbandplastik. Narbe an der Außenseite des Oberschenkels, keine Beugebehinderung.

Fall 19: R., Gerhard (22 J.). Am 11. 8. 1949 von einer einstürzenden Decke an die Wand gedrückt worden, wobei das linke Knie eingeklemmt wurde. Neben einer starken Schwellung am linken Knie war noch eine Beckenfraktur mit Symphysensprengung vorhanden. Nach Ruhigstellung in einer Gipshülse klagte R. noch des öfteren darüber, daß beim Tragen das linke Knie nach innen einknickte. Im November 1949 auf der Straße nochmals stärker umgeknickt und auf das linke Knie geschlagen. Die klinische Untersuchung ergab jetzt eine deutliche vordere Schubladenbewegung bei Innenrotation des Unterschenkels. Operation am 12. 12. 1949: Medialer S-Schnitt. Das vordere Kreuzband besteht nur aus zwei kleinen Stümpfen. Plastik nach Hey-Groves. Nach Stielung eines

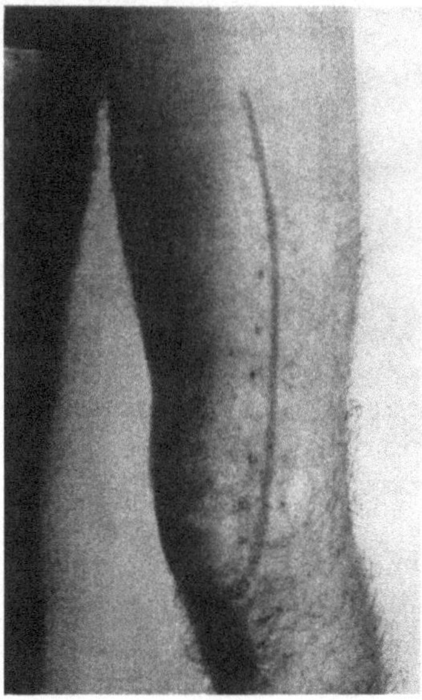

Abb. 79.

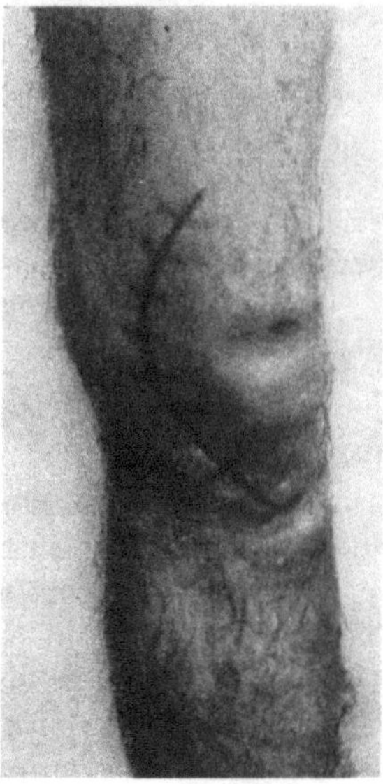

Abb. 80.

Abb. 79. Zustand nach Operation bei Fall 19: R., Gerhard. Narbe an der Außenseite des Oberschenkels glatt verheilt. Keine Streckbehinderung.

Abb. 80. Zustand nach Operation bei Fall 19: R., Gerh. Mediale S-Narbe glatt verheilt.

25 × 3 cm langen Faszienstreifens wird dieser durch die entsprechenden Knochenkanäle durchgezogen und am Kniescheibenband verankert. Glatte Heilung. Die Nachuntersuchung ergibt ein standfestes Knie ohne Bewegungseinschränkung. Eine Schublade ist nicht mehr auslösbar, keine ernsteren Beschwerden. Lediglich beim Knien Schmerzen an der Rauhigkeit des Schienbeines. Sehr gutes Endergebnis (s. Abb. 79, 80, 81).

Fall 20: H., Elfriede (26 J.). 1942 beim Weitsprung auf das rechte Knie gestürzt. Die Beschwerden gingen nach vier Wochen zurück. Am 17. 10. 1950 in der Wohnung beim Besteigen eines Stuhles bei gebeugtem Kniegelenk nach innen umgeknickt. Sie spürte einen plötzlichen Schmerz an der Innenseite des Knies. Die Untersuchung nach acht Tagen wies einen ausgesprochenen Druckschmerz am inneren Gelenkspalt auf. Unter der Diagnose Meniskusverletzung wird das Knie eröffnet. In Lumbalbetäubung und Blutleere parapatellarer Schrägschnitt an der Innenseite des Gelenkes. Der mediale Meniskus ist nicht verletzt, dafür aber das vordere Kreuzband in der Nähe des tibialen Ansatzes völlig durchgerissen und geschrumpft. Der Hoffasche Fettkörper ist blutig durchtränkt. Nach Entfernung der Kreuzbandstümpfe Plastik nach Hey-Groves, indem ein 25 × 3 cm langer Faszienstreifen aus dem Traktus ilio tibialis gestielt und durch die entsprechenden Kanäle durchgeführt und am Ligamentum patellae verankert wird. Glatte Heilung. Die Patientin kann schon acht Wochen nach der Operation das Kniegelenk in vollem Umfang bewegen. Das Knie ist stabil, keine Schublade mehr auslösbar (s. Abb. 82, 83).

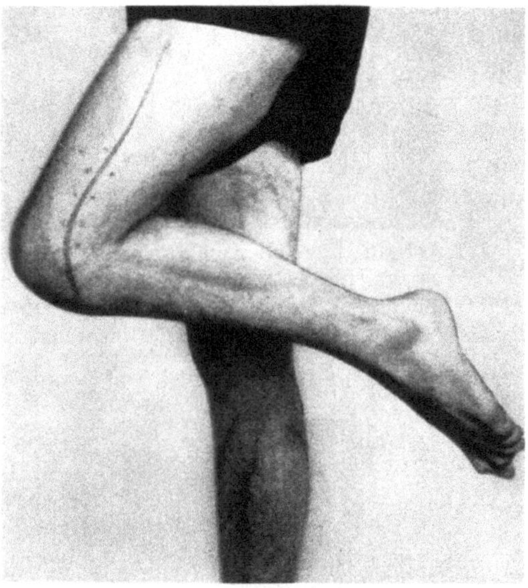

Abb. 81. Zustand nach Operation bei dem gleichen Patienten. Glatte Beugung.

Fall 21: W., Charlotte (46 J.). 1936 das erste Mal mit dem rechten Knie auf eine Bordschwelle geschlagen. 1950 erneut bei einem Betriebsausflug mit dem rechten Kniegelenk beim Ballspielen umgeknickt. Bei der Untersuchung findet man eine Streckhemmung mit deutlichem Meniskuszeichen. Die vordere Schublade ist angedeutet. Unter der Diagnose: Meniskusverletzung wird das Knie am 17. 7. 1950 in Lumbalbetäubung und Blutleere mit einem schrägen parapatellaren Schnitt eröffnet. Es zeigt sich, daß der mediale Meniskus am Vorderhorn eingerissen und die Kreuzbandgegend stark blutig verändert ist. Der Schnitt muß bogenförmig nach oben erweitert werden. Nach Entfernung von drei Gelenkknorpeln (aus der hinteren Kniescheibengegend) läßt sich das vordere Kreuzband übersehen. Es besteht nur aus zwei kleinen und kolbig abgerundeten Stümpfen. Nach Resektion des medialen Meniskus Entfernung des Hoffaschen Fettkörpers und Entfernung der Stümpfe des vorderen Kreuzbandes. Anschließend wird die Plastik nach Hey-Groves durchgeführt. In der Nachbehandlung kam es zu einer leichten Streckhemmung, die die Gehfunktion ungünstig beeinflußte. Da der Verdacht besteht, daß das neugeschaffene Kreuzband eventuell zu straff verspannt wurde, entschließt man sich zur Rearthrotomie. Hierbei wird das plastisch ersetzte Kreuzband völlig herausgeschnitten und man verzichtet auf jeden weiteren Eingriff zur Wiederherstellung des vorderen Kreuzbandes. Eine spätere Nachuntersuchung zeigt, daß das Kniegelenk sich immer noch nicht durchstrecken läßt, wobei außerdem noch eine Lockerung des medialen Seitenbandes vorliegt. Ergebnis: nicht befriedigend.

Fall 22: H., Elfriede (43 J.). 1948 auf der Straße gefallen und mit dem rechten Knie aufgeschlagen. Der starke Bluterguß im Kniegelenk hatte sich allmählich resorbiert und die Patientin konnte wieder ohne Beschwerden gehen. Im August 1950 beim Wasserpumpen

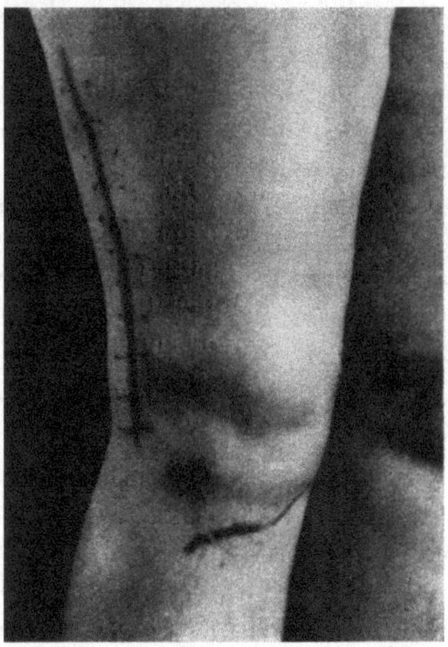

Abb. 82.

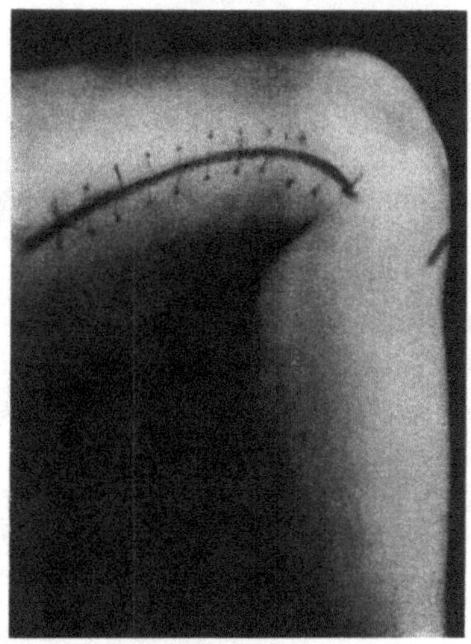

Abb. 83.

Abb. 82. Zustand nach Operation bei Fall 20: H., Elfriede. Glatte Heilung, keine Streck-, keine Beugehemmung. Konturen des Kniegelenkes noch etwas verstrichen.

Abb. 83. Zustand nach Operation bei der gleichen Patientin. Man sieht die Naibe an der Außenseite des Oberschenkels. Glatte Beugung im Kniegelenk.

plötzlich einen starken Schmerz im Kniegelenk verspürt. Seitdem ständig wechselnde Beschwerden. Seit Januar 1951 konnte das Knie nicht mehr voll durchgestreckt werden. Bei der Untersuchung fand man bei der adipösen und mit Varizen behafteten Patientin einen Druckschmerz am rechten inneren Gelenkspalt. Die vordere Schublade war positiv. Operation am 1. 2. 1951. In Lumbalbetäubung und Blutleere S-Schnitt. Das vordere Kreuzband fehlt völlig, lediglich zwei kleine Stümpfe sind noch vorhanden. Nach Entfernung dieser Stielung eines 23 × 3 cm langen Streifens aus dem Traktus ilio tibialis und nach Bohrung der entsprechenden Knochenkanäle wird der Streifen durch diese durchgezogen und am Kniescheibenband verankert. Nach der Operation hat eine Thrombose die Nachbehandlung verzögert. Als Endergebnis resultierte aber ein stabiles Knie ohne Streckhemmung, keine Schubladenbewegung. Die Beugung ist bis 70° möglich. Ergebnis ist als gut zu bezeichnen.

Fall 23: F., Gerhard (39 J.). 1945 mit dem Fahrrad nach hinten weggerutscht und im linken Knie einen Knacks verspürt. Seitdem dauernd Beschwerden, besonders beim Treppensteigen. Das Knie konnte nicht mehr voll durchgestreckt werden. Im November 1950 vom Fahrstuhl gestürzt und erneut das linke Knie verletzt. Bei der Untersuchung fand man ein Wackelknie, eine mediale Meniskus- und mediale Seitenbandverletzung. Die vordere Schublade war positiv. Am 12. 1. 1951 Operation in Blutleere und Lumbalbetäubung, S-Schnitt. Die Inspektion des Gelenkes ergibt folgenden Befund: Das vordere Kreuzband besteht nur aus zwei winzigen Stümpfen. Korbhenkelrisse an beiden Menisken. Starke Lockerung des medialen Seitenbandes. Resektion beider Menisken und Entfernung beider Kreuzbandstümpfe. Anschließend Plastik nach Hey-Groves — Alwyn Smith, d. h. mit Verstärkung des med. Seitenbandes. Glatte Heilung. Nachuntersuchung: Keine Bewegungseinschränkung im Kniegelenk, keine Schubladenbewegung. Kein Wackelknie. Standfestes Knie. Sehr gutes Endergebnis.

Fall 24: G., Hertha (41 J.). Am 18. 12. 1949 beim Einsteigen in die Straßenbahn vom Auto erfaßt und mitgeschleudert worden. Sie wurde mit einer Commotio cerebri und multiplen Prellungen ins Krankenhaus eingeliefert. Erst nach 14 Tagen stellten sich Schmerzen im rechten Knie ein, die immer stärker wurden. Wegen dieser Beschwerden erneute Aufnahme ins Krankenhaus. Jetzt konnte man eine Streckhemmung von 165° mit einer Schubladenbewegung bei Innenrotation feststellen. Die Röntgenaufnahme zeigte einen Abriss aus der Eminentia intercondylica. Operation am 2. 4. 1951 in Lumbalbetäubung und Blutleere S-Schnitt. Das Kreuzband ist gerissen und geschrumpft, Plastik nach Hey-Groves in üblicher Art und Weise. Nachuntersuchung: Keine Bewegungseinschränkung, keine Schublade und kein Wackelknie. Sehr gutes Endergebnis.

Fall 25: H., Martha (54 J.). Im Dezember 1950 auf der Straße über einen Eisenträger gestolpert und auf das linke Knie gefallen. Die konservative Behandlung führte zu keiner Besserung. Operation am 2. 4. 1951. In Lumbalbetäubung und Blutleere S-Schnitt. Das vordere Kreuzband ist vom femoralen Ansatz abgerissen und atrophiert. Da sich dieses nicht mehr zur Raffung eignet, wird eine Plastik nach Hey-Groves durchgeführt. Nach Entfernung der Kreuzbandstümpfe Stielung eines Faszienstreifens aus dem Traktus ilio tibialis. Dieser wird durch die entsprechenden Bohrkanäle durchgezogen und verankert. Glatte Heilung. Nachuntersuchung: Knie frei beweglich, keine Schublade, kein Wackelknie.

Fall 26: M., Gertrud (50 J.). 1947 mit dem rechten Knie aufgeschlagen, war daraufhin 5 Wochen in stationärer Behandlung. Seitdem dauernd geringe Beschwerden im rechten Knie. Am 22. 1. 1950 erneut ausgerutscht und mit dem rechten Knie aufgeschlagen. Da bei der Untersuchung die Seitenbandverletzung im Vordergrund stand, wurde eine Gipshülse für 6 Wochen angelegt. Es resultierte trotzdem ein Wackelknie mit deutlicher Schubladenbewegung. Am 6. 6. 1950 Operation. In Lumbalbetäubung und Blutleere S-Schnitt. Das vordere Kreuzband ist durchgerissen und besteht nur aus zwei kleinen Stümpfen. Nach Entfernung dieser, Plastik nach Alwyn Smith. In der Nachbehandlung trat eine Thrombose auf. Nachuntersuchung: Die Beweglichkeit des Kniegelenkes nur geringgradig eingeschränkt. Das rechte Bein schwillt jedoch noch an. Beschwerden beim Gehen.

Fall 27: W., Hedwig 48 J.). Am 7. 5. 1951 vom Pferdewagen abgerutscht und auf das gestreckte Bein geschlagen. Nachdem konservativ keine Besserung erzielt wurde. Aufnahme in die Klinik. Bei der Untersuchung fand man außer einer Streckhemmung und positiven Meniskuszeichen eine vordere Schubladenbewegung. Schräger parapatellarer Schnitt. Der Meniskus ist nicht verletzt. Nachdem der Schnitt nach oben erweitert wird, zeigt sich das vordere Kreuzband nur aus zwei kleinen atrophischen Stümpfen bestehend. Nach Entfernung dieser, Plastik nach Hey-Groves in üblicher Art und Weise. Nachuntersuchung: Knie bis 90° beweglich. Keine Schublade, keine Wackelbewegung. Gutes Endergebnis.

Fall 28: W., Alfred (44 J.). Am 1. 5. 1951 in der überfüllten S-Bahn mit dem linken Kniegelenk seitlich gegen einen Sitz gedrängt worden. Seitdem Unsicherheit im linken Knie. Nachdem konservativ keine Besserung erzielt wurde, Operation am 13. 6. 1951. Das Gelenk wird mit einem medialen S-Schnitt eröffnet. Von dem vorderen Kreuzband sind nur zwei ausgefranste Stümpfe vorzufinden. Diese werden entfernt und die vordere Kreuzbandplastik in üblicher Art und Weise durchgeführt. Glatte Heilung. Ergebnis: sehr gut, denn Patient wird schon am 15. 8. 1951, d. h. knappe 8 Wochen nach der Operation arbeitsfähig geschrieben. Knie stabil, keine Wackelbewegung. Geringe Schubladenbewegung noch auslösbar.

Fall 29: G., Willi (29 J.). Am 29. 6. 1951 beim Judosport ist der rechte Unterschenkel nach außen abgewinkelt worden, wonach das rechte Knie „verrenkt" war. Durch sofortiges Schütteln renkte sich dieses wieder ein, jedoch konnte er nachher das Knie nicht mehr durchstrecken. Bei der klinischen Untersuchung stellten wir neben einer inneren Meniskusverletzung einen vorderen Kreuzbandriss fest. Das mediale Seitenband war gelockert. Bei der am 16. 7. 1951 durchgeführten Operation fand sich eine äußere Meniskusverletzung, sowie ein vorderer Kreuzbandriss, wobei vom Kreuzband nur zwei kleine atrophische Stümpfe vorhanden waren. Das vordere Kreuzband wurde nach Resektion des äußeren Meniskus in üblicher Art und Weise plastisch ersetzt, mit gleichzeitiger Verstärkung des medialen Seitenbandes nach Alwyn Smith. Ergebnis: Die Beugung ist noch geringgradig eingeschränkt. Das Knie ist jedoch in Streckung und Beugung standfest.

Fall 30: R., Kurt (42 J.). 1937 beim Fußballspielen das rechte Knie „verstaucht". Nach Abklingen der akuten Symptome bis zur Operation dauernd Einklemmungserscheinungen mit rezidivierenden Ergüssen. Bei der Untersuchung stand die Meniskusverletzung im Vordergrund mit angedeuteter vorderer Schubladenbewegung. Unter der Diagnose: Meniskusverletzung (Korbhenkelriss) wird das Knie mit einem parapatellaren Schnitt eröffnet. Da beide Menisken unversehrt sind, wird der Schnitt nach oben erweitert. Hierbei zeigt sich, daß das vordere Kreuzband völlig fehlt, bis auf zwei ganz kleine Stümpfe. Diese werden entfernt und die Plastik nach Hey-Groves durchgeführt. In der Nachbehandlung hat eine Thrombose das Aufstehen etwas verzögert.

Ergebnis: In einem Brief am 13. 11. 1951 schrieb der Patient: „Nach den Begriffen eines Laien ist die Besserung des Kniegelenkes weiter fortgeschritten, obwohl ich in den letzten Wochen mitunter drei Stunden täglich durch den Betrieb gelaufen bin und auch sonst meine Arbeitszeit kaum unter 12 Stunden liegt. Die Beugefähigkeit ist soweit wieder hergestellt, daß rund 15 cm bis zum Anschlagen des Hackens an den Oberschenkel fehlen. Das Gelenk hat seine alte Form noch nicht wieder, diese Schwellung ist übrigens das einzigste, was mich noch stört".

XVI. Schlußwort

Die vorliegende Arbeit wurde für die Praxis geschrieben. Hierbei beherrschten uns zwei Grundideen: Die unzureichende Diagnostik der Kreuzbandverletzung besser auszubauen, um durch verbessertes Erkennen dieser Verletzung einen Teil der „unklaren Kniebeschwerden" der geeigneten Therapie zuzuführen. An zweiter Stelle sollten die bewährten Operationsmöglichkeiten beschrieben und bildlich dargestellt werden. Die an der Leiche gewonnenen Erkenntnisse wurden in die Klinik eingebaut und die am Operationstisch gesammelten Erfahrungen kritisch beschrieben.

Mit besonderer Betonung wurde auf die Untersuchung der vorderen Schublade bei Innenrotation des Unterschenkels hingewiesen. Bei der Operationstechnik, die Verfahren von PERTHES, WITTEK und HEY-GROVES besonders herausgestellt, da wir mit diesen die besten Ergebnisse erzielten.

Auf die bildliche Darstellung aller Probleme legten wir größten Wert, da u. E. dieses Gebiet nur durch visuelle Eindrücke verstanden und sich durch Nachschlagen vor einer Operation dauernd einprägen kann. Die Arbeit soll aber nicht nur dem Chirurgen Hinweise geben, vielmehr würden wir den Zweck der vorliegenden Ausführungen dann erfüllt sehen, wenn die in der Sprechstunde des praktischen Arztes bisher nicht erkannten Kreuzbandverletzungen der geeigneten Therapie zugeführt werden würden. Die klare Diagnostik in Verbindung mit der guten Operationstechnik wird auch befriedigende Endergebnisse mit sich bringen. Dies kann nur durch eine enge Zusammenarbeit zwischen dem praktischen Arzt und Chirurgen erreicht werden.

Schrifttum

ARATAKE, T.: Z. Org. f. Ges. Chir. 79, 398 (1936).
BECK, H.: Verh. dtsch. orth. Ges. 1932, 267.
BEYER, W.: Münch. med. Wschr. 426 (1942).
BIRCHER, E.: Arch. klin. Chir. 177 (1933): 290.
BÖHLER, L.: Die Technik der Knochenbruchbehandlung Verl. Wilh. Maudrich, Wien 1942.
BOSWORTH, DAVID M. and BOORDMANN: J. Bons Surg. 18.
BRAUS: Anatomie d. Menschen Bd. I, Berlin 1921.
BRÜCKE, H.: Dtsch. Z. Chir. 257 (1943): 330.
BUDDE, N.: Dtsch. Z. Chir. 151 (1919): 343.
CAAN, P.: Med. Klin. 23 (1929): 904.
DITTRICH, K.: Zschr. orth. Chir. Beilage H. 62 (1935) 144.
FARKAS,: Zbl. Chir. 44 (1930): 2709.
FELSENREICH, F.: Zbl. Chir. 1934 S. 1223; Fortschr. Rö.-Strahlen 49, 341 (1934).
FESSLER, J.: Dtsch. Z. Chir. 230 (1931): 239.
FICK, R.: Handb. d. Anatomie u. Mechanik d. Gelenke. Jena 1911.
FLAMM, L.: Z. org. f. ges. Chir. 38 (1927): 828.
GALLIE, W. EDWARD and A. B. LE MESUTIER: Ann. of. Surg. 85 (1927) 592.
GEBHARD, K.: Der Bandschaden des Kniegelenkes Leipzig 1937.
GOETJES, H.: Dtsch. Z. Chir. 123 (1913): 221; Z. orth. Chir. 58 (1933) 267.
GOLD, E. Dtsch. Z. Chir. 213 (1928): 120.
HORWITZ, M. Th.: Z. org. ges. Chir. 90 (1938): 678; 95 (1940) 508.
JAROSCHY, W.: Bruns Beitr. 147 (1929): 253.
JIRASEK, A.: Dtsch. Z. Chir. 235 (1932): 484.
KATZENSTEIN, L.: Z. orth. Chir. 46 (1925): 457.
KNOLL, Verh. d. Dtsch. orth. Gesellsch. 58 (1932) S. 233.
KÖHLER, J.: Chirurg 1944: 136.
KÖHLER, O.: Dtsch. Z. Chir. 106: 220.
KRENN, L.: Chirurg, 1935: 324.
KRÖMER, K,: Zbl. Chir. 64 (1937): 668.
LEEMANN, Zbl. Chir. 1937: 717.
LENGGENHAGER, K.: Zbl. Chir. 39 (1940): 1810.
LÖHE, R.: Dtsch. Z. Chir. 230 (1931): 112.
LUDLOFF, K.: Zbl. Chir. 50 (1927): 3126.
MATTI, H.: Münch. med. Wschr. 1 (1918): 451.
MELTZER, H.: Arch. klin. Chir. 193 (1938) 181.
MILCH, H.: Arch. Surg. 30, 305—891.
MORIAN, R.: Dtsch. Z. Chir. 211 (1928): 318.
MÜHLHAUS, F. R.: Dtsch. Z. Chir. 165 (1921): 86.
MURPHY, F.: Z. org. f. gez. Chir. 62 (1933): 479.
PAGENSTECHER, E.: Dtsch. med. Wschr. 47 (1903): 822.
PAYR, E.: Zbl. Chir. 41 (1917): 921 — 38 (1919): 771 — Arch. klin. Chir. 148 (1927): 463.
PERTHES, G.: Zbl. Chir. 1926: 867.
PFAB, B.: Dtsch. Z. Chir. 205 (1927): 258, 265.
ROSEN, SOPHUS v.: Z. org. f. ges. Chir. 105, 583 (1942).
SCHMIDT, A.: Bruns Beitr. 136 (1936): 610.
STARK, W.: Erfahrungen mit Röntgenkontrastdarstellung d. Kniegelenke, J. A. Barth, [Leipzig 1942.]
TENEFF, St.: Boll. Soc. Piemont Chir. 7, 466—470 (1937).
TRETTER, H.: Dtsch. Z. Chir. 212 (1928): 93.
UNGER, E.: Zbl. Chir. 64 (1937): 2885.
VERTH, zur: Dtsch. Z. Chir. 102 (1919): 584.
WAGNER, W.: Dtsch. Z. Chir. 250 (1938): 514.
WITTEK, A.: Verh. Dtsch. orthop. Gesell. 1932: 205 — Dtsch. Z. Chir. 200 (1927): 491.

Sachverzeichnis

FSC
www.fsc.org
MIX
Papier | Fördert gute Waldnutzung
FSC® C083411

Zeitfracht Medien GmbH
Ferdinand-Jühlke-Straße 7
99095 Erfurt, Deutschland
produktsicherheit@kolibri360.de